实用精神疾病
数理诊断方法

陈华毅 著

WUHAN UNIVERSITY PRESS
武汉大学出版社

图书在版编目(CIP)数据

实用精神疾病数理诊断方法/陈华毅著. —武汉：武汉大学出版社，
2017.12
ISBN 978-7-307-19867-8

Ⅰ.实… Ⅱ.陈… Ⅲ.精神病—诊断 Ⅳ.R749.04

中国版本图书馆 CIP 数据核字(2017)第 290646 号

责任编辑:王金龙 责任校对:汪欣怡 版式设计:汪冰滢

出版发行:**武汉大学出版社** （430072 武昌 珞珈山)
（电子邮件：cbs22@whu.edu.cn 网址：www.wdp.com.cn)
印刷:虎彩印艺股份有限公司
开本:720×1000 1/16 印张:12.5 字数:224 千字 插页:1
版次:2017 年 12 月第 1 版 2017 年 12 月第 1 次印刷
ISBN 978-7-307-19867-8 定价:32.00 元

内 容 简 介

　　精神疾病数理诊断方法是数学原理与方法在精神医学领域应用的跨学科科学，是医药信息学的分支。由于精神活动具有复杂属性，难以精确定量研究，因此，数理诊断方法的理论探讨与实际应用都是目前精神医学领域的薄弱环节。本书系统地讨论了概率论、模糊数学、灰色系统理论在精神疾病诊断中应用的理论与实践问题，并通过大量应用实例探讨和验证了各种诊断数学模型的可行性和应用价值，介绍了诊断数学模型的效度、信度检验方法，同时详细论述了数理诊断系统的建立过程与方法。虽然书中重点列举了精神科诊断应用实例，但笔者曾将同样方法应用到骨科"预测股骨颈骨折后股骨头坏死"的研究，也收到理想效果。可见本书介绍的数学方法对于其他医学领域也有很好的借鉴价值。

　　本书内容简明易懂，是一本实用性很强的数理诊断学参考书，适合医学、数学、医药信息学、生物医学工程、数理医药学、计算机应用等专业的工作者、教师、研究人员阅读参考。

前　言

　　去年，有幸和阔别 20 多年的田维才老院长在大阪见面，感怀万千。田院长曾为我国医院管理事业做出过突出贡献，备受同行尊敬，虽已是 82 岁高龄，依然身体健康，精力充沛，十分健谈。我从内心祝福他老人家安康长寿。

　　送走老院长后，回到家里翻箱倒柜，找出已经发黄、标满校正符号的旧书《实用精神疾病数理诊断学》，算起来该书出版 23 年了，已逐渐从我的记忆中淡化。老院长面带遗憾地提醒："你出国前出版的数学专著，我至今手头上没有一本。"老院长的这番话让我好生自责。

　　近来同学们建起了各种微信群，有初高中、大学的，也有精神科同行的。出乎意料的是同行群里的学友竟然也好意提到那本时过境迁的旧书，称该书"是目前我国精神医学界唯一的专著"。这或许有些言过其实，但作为笔者，感受到的鼓舞是可想而知的。

　　其实，20 多年来，那本标满校正符号的书对于我一直是个心病。由于当时是出国前匆匆付印，没有做好校对，多处出现了公式字母的大小写错误和遗漏等问题，留下了莫大遗憾。记得初到异国的第一件事就是及时把错漏之处标记下来，以免日久难校。

　　俗话说"人在江湖，身不由己"，我这辈子算是深刻体会到了。当我重新翻开那本发黄的旧书时，离开专业已经二十余载，与自己的抱负和初衷渐行渐远，壮志未酬，转眼就到了花甲之年，不禁感到自己犹如倒立的沙漏，已开启了人生倒计时。沙漏不等人，再也没有时间耽搁了，必须抓紧时间了却这桩心愿：把旧书上的错漏之处加以更正，文字上进一步完善，公式符号按现今标准进行规范，修订之后重新出版，尽可能挽回曾经因我的疏忽给读者们带来的困惑，并将新书敬赠给老院长以及培养我走上医学之路的母校。

　　有读者会问，时代的进步日新月异，20 多年前的书，重新出版还有何价值？这个问题我慎重考虑过，如果把一个过时的理论强加给读者，无疑是

对读者的不敬。好在这是一本实用性很强的医药数理学工具性书籍，涉及
110 多个计算公式及其实际用例，不论是出版当初还是现在，仍然是海内外
极其罕见的、将多个数学理论应用到精神医学领域的专著。正如我们小学时
代掌握的加减乘除算法一样，并不会因为时间的推移而过时。数学的生命力
就在于，它可以给我们人类提供一个永恒的强有力工具。在医学领域，尤其
是精神医学领域，数学的科学力量还远没有得到充分发挥，有必要继续深化
数学在精神医学甚至是整个医学领域的应用研究。

　　我在 1987 年曾用那本旧书介绍的算法构建诊断用数学模型，成功开发
了"精神疾病计算机诊断系统（CSPD）"，并于 1989 年通过了部级科学技术
鉴定，最终获得了部级科学技术进步二等奖。这在当时的医学界产生了很大
反响，中央电视台、《人民日报》等 11 家媒体进行了报道。

　　为验证书中所涉及的数理诊断模型是否适用于其他临床科室，我曾与骨
科专家合作，对骨科病例建立了"预测股骨颈骨折后股骨头坏死"的数理预
测系统，同样收到了预期效果，临床应用证明信度、效度均为理想。该系统
获得湖北省卫生厅科技进步二等奖。可见数理诊断在临床医学具有广泛的、
不可低估的实用价值，而不局限于精神科临床。

　　《实用精神疾病数理诊断学》出版后，曾得到国内精神医学界权威人士，
尤其是上海精神卫生中心张明圆、颜文伟、徐俊冕等著名教授的来信首肯，
这对于当时还是青年医生的我来说是莫大的荣誉和鞭策，至今难忘。

　　记得用数学方法建立诊断模型并将其程序化，进而开发成"精神疾病计
算机诊断系统（CSPD）"是我在北京医科大学精神卫生研究所进修期间（1987
年）开始的，罗和春教授对此给予了大力支持与指导，老教授的因材施教、
和蔼可亲至今记忆犹新。沈渔邨院士亲自主持了用那本书介绍的数学模型建
立的"精神疾病计算机诊断系统（CSPD）"的部级科学技术鉴定（1989），对这
项工作给予了很高评价。

　　在和外籍学者费立鹏博士一起对那本书中"精神状况检查提纲（SAPC）"
逐字逐句斟酌的过程中，使我受益匪浅。他那严谨的治学态度、渊博的学识
以及对事业的热爱值得我们国人学习和尊敬。

　　张生平统计师和王瑞文医师在那段时间所给予的无私协作非常难能可
贵。荆州师范学院的陈威生数学教授曾在百忙之中对书中有关数学部分进行
了审阅和把关。

　　承蒙时任中华医学会神经精神科学会主任委员的陈学诗教授厚爱，为

《实用精神疾病数理诊断学》赋序，这是对后进的极大鼓舞。虽然时间跨度较大，但该序现在读起来仍毫无过时之感。新书仍引用该序，以表示对陈学诗教授的怀念。

子禺画家为新书提供了封面画稿，使本书大为增色。

由于本书的跨学科性，所涉及专业术语的英文翻译难度极大，翻译由英文专业的康莉小姐担当，并由美籍华人、著名医学专家蒋诗萍给予审校，使之更为准确地道。

由此可见，本书的出版一直受到学术界前辈们的关爱和支持，广泛得到了同行、同事、同学以及挚友们的无私相助，我感到荣幸之至，借此机会，谨向上述各位前辈、同行、同事、同学、挚友们致以衷心的感谢！

最后，我要由衷地感谢武汉大学出版社的工作人员，他们的敬业精神、责任感以及精谌的专业技能保证了本书的高质量出版，对于作者，没有比这更感慰籍的事了。

陈华毅

2017 年 12 月于大阪

《实用精神疾病数理诊断学》之序

一年前在北京举行的第六届世界医药信息学大会(MEDINFO 89)上，各国学者交流了近几年将信息处理学、计算机科学应用于医学领域的最新研究成果。从大会交流的论文来看，涉及数学应用的论文占有较大比重。数学作为信息处理学、计算机科学的基础理论之一，对医药信息学的发展起到了举足轻重的作用。医学发展到当今的信息时代，对疾病的研究乃至对医学自身的认识已发生了深刻变化。信息提取已由望、触、叩、听发展到图像识别、语音识别技术的应用。信息加工已由孤立信息的主观判断发展到对大宗信息的多因素分析。医学决策已由个体经验发展到群体综合与最优决策的运用。这一发展是信息的量变到质变的过渡，是由分析向综合的过渡。不难想象，在这一发展过程中如果缺少了数学，人们面对大量信息，要从中抽象出反映事物本质、揭示事物之间内部规律的信息，几乎是不可能的。

量是物质的重要属性，没有量的物质是不存在的。同样，量也是事物间相互关系的表现或信息流通的形式之一，不论是精神的还是物质的都要依赖于量而发生关联。数学作为对事物量的属性进行科学分析的学问，它已被成功地应用于诸多领域。

然而，遗憾的是数学在所谓人文科学等复杂系统中的应用尚不能令人满意，甚至还十分落后。造成这一现状的原因大致有两个方面：一是数学自身有关处理复杂系统的方法产生较晚，如用于分析模糊事件的模糊数学至今才二十余年，用于处理灰色系统的理论仅有近十年历史；二是复杂系统的性质决定了数学应用较之其他系统更为困难，许多理论与实践问题有待解决。尽管如此，复杂系统的数学应用在近一二十年间的发展非常迅速，新的边缘学科不断产生。如数理医药学、计量人类学、计量历史学等，已给古老而复杂的人文科学注入了活力，带来了希望。

精神医学同样具有人文科学等复杂系统的属性，它的研究对象既有抽象的精神活动，又有具体的生物物质基础。人们为了揭示精神病理现象的奥秘，在借助生物化学、遗传学、药理学、心理学等学科研究手段的同时，似乎没有忘记终有一天要把数学这一强有力的工具应用到精神医学。经过多年的努力，精神科评定量表作为对精神病理现象进行量化的工具之一，已在临床症状评价、精神药理、生化测量等方面有较广泛的应用。评定量表的产生，在精神病理现象和数学应用之间架起了桥梁，为数学的直接应用奠定了基础。

回顾精神疾病诊断学的发展，从克雷佩林时代的临床观察到标准化诊断工具（RDC、ICD、DSM 等）的应用，乃至计算机诊断的产生，不难看出是一个由定性向定量发展的过程。这一发展结果，使人们再次迫切地感到数学在精神医学应用的重要性以及所具有的光辉前景。

本书著者在自己从事精神疾病计算机数理诊断模型研究的基础上，对其成功用例进行了总结，将数学的三个重要分支概率论、模糊数学、灰色系统理论在精神疾病诊断中的应用过程进行了详细论述，这在精神医学的数学应用方面是一次有价值的尝试，具有开创性。

著者主张在将原始病例进行量化的基础之上，对大样本的各类精神疾病进行数学分析（如关联分析），从中找出各类疾病之间数量上的内在联系，进而进行数学分类（如聚类分析），最终建立数学模型。当要对某一受检者进行诊断时，只要采集该受检者的相关数据，代入数学模型或借助计算机进行计算，便可知道该受检者在多大程度上应该诊断为何种疾病，从而做出最佳决策。由于这类数学模型的建立是以大样本临床病例为依据的，因此对疾病诊断具有很高的真实性（效度）。这一诊断方法与传统方法相比，有其明显的独到之处，这在精神医学现有的诊断理论中是一条新的思路。我以为这正是本书的特点和难能可贵之处。不论精神医学界的同道现阶段是否能够接受作者的这一观点与方法，毫无疑问，精神医学作为一门科学，它需要数学，并期待着数学成为它坚实理论基础的一部分。

然而，目前精神医学在这一领域的发展现状与其自身的重要性是极不相称的。著者在这方面所付出的辛勤劳动和大胆实践很大程度上深化了这一领域的研究，并且成功地将数理诊断模型应用于精神疾病计算机诊断系统，临床应用的信度、效度良好。本书的内容正是建立在这一成功经验的基础之上。可见数理诊断方法在精神科临床应用有着广阔前景和实用价值。俗话说"一石激起千重浪"，我真切地希望该书的问世能够打破现在的沉寂，引来更多有识之士在这块土地上开垦、劳作和收获。

陈学诗

1990 年 7 月 15 日于北京

目　　录

第一章 绪 论

第一节 诊断三要素

从字面上理解诊断(diagnosis)，即诊察与判断。从医药信息学角度理解，诊断具有如下三个方面的涵义：

1. 信息提取(information extraction)

信息提取即对受检者进行一系列有利于弄清其临床表现、病因、发病机制的检查，包括临床的、生理的、生化的、心理或精神的以及社会学的检查等，从而获得较为全面的信息。

2. 信息处理或信息加工(information processing)

通过一系列检查发现各种病理和非病理现象，将其与疾病发展规律、临床特征结合起来进行分析，提取有意义的信息，然后将具有类似临床特征和发展规律的一组样本并为一类，即所谓聚类分析(cluster analysis)。分类的方法可以是现象学的、生理的、生化的、数学的，也可以是综合的。信息处理的目的是要建立符合各类疾病特征的数值模型(digital model)，也叫数学模型(digital model)。

3. 模式识别(pattern recognition)

将某个受检者的检查结果与前述各类疾病的数值模型进行比较和识别，并将其归入某一类疾病的过程叫模式识别。就数理诊断而言，因为任何一个模式识别过程都涉及多种因素，所以要求模式识别的方法必须能够对多因素进行判别且得出正确结论。

以上信息提取、信息处理、模式识别是诊断的三要素，不论是临床诊断还是数理诊断都不可缺少。信息提取是诊断的基础，信息加工是从更接近于总体的角度概括疾病的数值规律，是诊断的关键。模式识别是通过对个体与总体的比较来确定个体在总体中的位置，对个体的类属进行判别。显然信息加工是诊断的核心，如果没有一个科学的方法对原始数据进行分析，去粗取精，去伪存真，建立一个合理的数值模型，即使有先进的检查技术，能获取许多有价值的信息，其诊断也是很难做到可靠和真实的。当然，所采集信息本身的真实性和可靠性不可忽视。模式识别是建立在采集信息和信息加工基础之上的终极决策过程。一个具有较强鉴别能力的模式识别方法对诊断结果同样有着直接影响。虽然上述每一个过程在方法上各不相同，但是对诊断所具有的意义却是同等重要的，不可偏颇或忽略其中某项。

第二节　数 理 诊 断

采用数学原理与方法借助电子计算机技术实现疾病诊断的过程叫数理诊断(digital diagnosis)。数理诊断是医药信息处理学的一个重要分支。数理诊断的特点在于从疾病的量的本质入手，对疾病的数量特征进行深入分析，提取各类疾病的特征性数据，进一步研究特征性数据之间的内在规律，建立诊断数学模型(digital model)，也叫数值模型(digital model)。在此基础上，借助计算机技术进行模式识别，从而达到准确、可靠地诊断疾病的目的。

数理诊断的过程是一个综合信息处理过程，需要临床科学、数学、计算机科学诸领域的通力合作方能完成。一个诊断系统的研究与达到的水平，与各关联学科的发展现状及协调程度有着密切的关系。

第三节　精神疾病与数理诊断学

精神疾病诊断的研究越来越受到各国学者的重视，主要原因是：

(1)精神疾病诊断学在过去的研究中长期处于落后状态，与本学科在治疗学、流行病学、基础理论研究等方面的发展不相适应。主要表现为许多国家和地区缺乏科学的分类和统一的诊断标准，各种诊断结果之间差异颇大，缺乏可比性。由此而进行的临床药理学、生物化学、遗传学等方面的研究结果也就不甚可靠。尽管在实验中对各种变量加以了严格限制，但由于病例的来源并不是同源的，至少不是采用某一通用诊断标准进行诊断后入组的，这样也就严重影响到各研究结果的可比性，看似同一疾病的研究，实际上不具有同一性，在此基础上进行的临床与基础研究没有可比性，因此不具有普遍意义。

（2）诊断工作本身是临床和基础理论研究的核心，也是整个精神医学的基础，放弃了诊断研究，精神医学将失去作为一门科学存在的根基。延缓了诊断研究，将同时延缓精神医学的发展进程。随着精神医学研究的不断深入，诊断的研究必然会得到重视。

精神疾病的诊断尚缺乏有效的实验室检查方法，主要通过精神检查收集临床资料，然后对临床资料进行经验分类（experience classification）和诊断。早期的分类大多由几个专家在一起，各自根据经验提出分类方案，极少对分类方案系统地进行检测（detection），分类中也无相应诊断标准可以遵循，其分类的科学性和实用价值是可想而知的，据此作出诊断的真实性（效度）和可靠性（信度）不能令人满意。面对这一现实，人们将注意力更多地转移到了提高诊断的真实性和可靠性研究方面。评定量表、描述性定义、操作用诊断标准、真实性和可靠性检验方法迅速发展起来。以 DSM 和 ICD 为代表的分类系统有力地促进了诊断研究的发展。以 DSM 系统为例，已不再是几个专家的经验，而是集数百个专家和众多精神科医生的智慧为一体，在全国范围内严格地进行了信度、效度检验，附有明确的描述性定义和详细的诊断标准。这样一来，除了少数罕见疾病之外，常见病诊断的信度和效度有了明显提高，具备了作为一个诊断工具所必备的条件。

然而，精神想象是一个具有多种属性的复杂系统，即大系统（complex systems），需要借助各种科学手段加以研究。作为一个有效的科学工具，数学长期以来在这一领域没有得到应有的重视和应用，这在一定程度上妨碍了精神医学的发展进程。

随着医药信息学的发展，开辟了数学应用的新领域。数理诊断作为一个分支，首先在综合医院开展起来，急腹症诊断模型和程序的问世，引起了医学界的极大兴趣。随后各种数学方法建立的诊断数学模型应运而生。如以概率论（theory of probability）为理论基础的数学模型有：Bayes 判别法、最大似然法等，以模糊数学（fuzzy mathematics）为理论基础的数学模型有：模糊识别、模糊决策等。这些数学模型的应用无疑为数理诊断方法的深入研究积累了经验。由于精神疾病现象的特殊性和复杂性，精神疾病的数理诊断方法的研究和应用目前还远远不能适应精神医学发展的需要。这一重要研究领域甚至还没有引起精神科工作者的足够重视，有关数理诊断的研究论文如凤毛麟角。

为促进这一领域的研究和发展，笔者根据多年从事数学模型、计算机诊断研究的实践，从概率论、模糊数学、灰色系统理论(theory of grey systems)三个方面探讨了数理诊断在精神科应用的可行性和实用性，对每一种方法都从基础到应用进行了详述，每一数学模型都附有实例，以便读者从实例中去认识和体会数理诊断方法在精神科的应用价值。

第二章　精神病理现象的数值特征

精神病理现象（psychopathological phenomenon）之所以很少采用数学原理进行定量研究，其主要原因之一是精神病理现象的复杂性所致。精神病理现象所具有的数值特征（numerical characteristics）不像物理现象如长度、温度、重量那样单一、客观和确定，而是与其相反，更突出地表现为复杂、主观和不确定性。在采用数学方法对精神病理现象进行研究之前，必须将精神病理现象更为本质的属性即数值特征弄清楚，笔者在《实用精神疾病数理诊断学》一书中曾详细论述，这对理解精神病理现象的本质至关重要。在提出这一问题时，人们可能会产生疑问：为什么以往的研究和文献很少涉及精神病理现象的这一本质属性，要知道作为一门学科，首先要探讨的就是它的对象的各种属性，只有在此基础之上才有可能进行更为深入的研究。然而精神科在这方面是个例外，人们宁可花大量精力从事精神疾病的临床、药理、遗传、生化等研究，却很少思考精神病理现象为何物？它有哪些属性？哪些属性已为人们所掌握，哪些属性尚鲜为人知？这一章笔者试图回答这些问题，其中与数理诊断有关的属性，可供同道们探讨。

第一节　模　糊　性

模糊性（fuzziness）是指精神病理现象自身性态和类属的不确定性。精神病理现象的两极呈过渡状态，由这一极向另一极或由这一类向另一类为过渡的、非突变的、不清晰的，如精神分裂症—分裂情感性精神病—情感性精神病为一连续谱的现象。就某一具体症状而言，其严重程度的划分——无、轻、中、重亦呈过渡状态，重和中、中和轻甚至轻和无之间都没有明确的划界。这并非人们没有能力为其划界，而是由精神病理现象自身属性所决定的。

5

第二节　随　机　性

随机性(randomness)是指某一精神病理现象的发生与否是不确定的、不可预知的。尽管我们可以知道在某一疾病发生时，可以产生某类症状(随机事件)，但没有人能在事前知道某人患病时一定会产生哪个症状(基本事件)和怎样的症候群(复合事件)。这是症状产生和组合的不确定性。例如，同样是精神分裂症，其临床表现可以有很大差异，症状的组合可能完全不同，然而这种临床差异和不同的症状组合，在对患者进行检查之前是未知的。

第三节　多　元　性

一种精神病理现象受到多种因素的影响，因素与因素之间在一定条件下互为因果。单一因素本身又具有多层次、多等级，单一因素所包含的信息量不能反映精神病理现象的全貌，一种病理现象的产生常常是多因素相互作用的结果。因此，只有综合研究参与作用的全部或绝大部分因素，才能对这一病理现象有较为深刻的认识。大多数学者认为，精神疾病的病因是生物、心理、社会诸多因素相互作用的结果。就某一精神症状而言，这些影响因素也不是孤立存在的。妄想的产生可能与感知觉、情绪、个性心理特征(人格、能力、气质)、生理、社会等诸多因素有关，而且妄想可以是原因也可以是结果。离开了相关因素，不可能对妄想的成因和实质有全面且客观的认识，即所谓多元性(diversification)。

第四节　离　散　性

大多数精神病理现象经过量化处理后成为有限的非连续变量，即离散型变量。诸如评定量表的评分就是某一症状按严重程度、或按发生频率、或按性质划分的多个等级。BPRS 为七级评分，PSE 为三级评分，SANS 为六级评分，等等。

第五节 灰 色 性

灰色性(greyness)是指精神病理现象信息量的不完全性和精神病理现象的诸多因素之间缺乏确定的关系。也就是说,因素之间不存在映射关系,系统内部不存在明确的作用原理(如物理原型,physical prototype)。通常把系统内部结构、参数、特征等一无所知的系统称为黑色系统(black system)。反之,系统的内部特性全部确知的系统便是白色系统(white system)。介于两者之间的则是灰色系统(grey system)。如人体、精神活动等,我们既可以获得一些信息,又不可能完全确知其信息,所获得信息之间的关系不是确定的、映射。尽管我们认为幻觉和妄想在大多数情况下可以同时存在,可是幻觉和妄想之间的关系不是映射关系,不能说有幻觉就必然会产生妄想,也不能说幻觉越轻其妄想越容易治愈。

第六节 主 观 性

主观性(subjectivity)是指精神病理现象转化成数值的过程是人为的,所获数值因不同的评定者、不同时空而发生变化,哪怕是同一个检查者对同一类症状也不可能做到对所有受检者的评分完全一致。这里的主观性不是说精神病理现象不存在数值的本质特性,相反它无疑有着自身数值的内在规律。主观性的涵义是指所获得数值的人为影响,数值的变化因人而异是其特点之一。从事诊断和量表研究者似乎对此有更深的体会,为了克服主观性,他们用信度和效度来加以限定,使不同评分者之间的差异控制在可以接受的范围,同时要求所评分值能尽可能真实地反映受检者的临床表现。

上述六个方面的属性充分说明精神病理现象的复杂性,各属性之间即独立又相互关联。模糊性、随机性、灰色性都有一个共同特点,即不确定性。模糊性是自身性态和类属的不确定性,随机性是事件发生与否的不确定性,灰色性是信息量和信息本质之间关系的不确定性。三者都与多元性相关联,都存在不同性质的多元性问题。如多元模糊分析、多元统计、灰色聚类等都是不同性质的多元分析方法。此外,模糊性、灰色性都在一定程度上具有主观性,与上述属性相对应的数学分支有模糊数学、概率论与数理统计、灰色系统理论等。它们对解决像精神病理现象这样的复杂系统的计算、建立数学模型等具有肯定的效果。其中模糊数学和灰色系统理论都是 20 世纪末发展起来的新兴学科，仅有几十年的历史，然而它们已经得到成功应用，发展非常快。目前在系统分析、工程控制、预测决策、社会经济、计划管理、农业研究、气象水利、医药、生物、生态环境等领域已成功运用上述数学方法，尤其在社会、经济、心理（精神）、管理等抽象系统（abstract system）的运用，经典数学方法就显得无能为力。

　　然而学习上述方法并不需要很高深的数学理论，这是我们运用这些方法解决实际问题的有利因素。在介绍上述方法时，笔者从实用的角度出发，以精神疾病的实际例子，说明各种方法的应用，并验证和比较实用效果。

第三章　精神病理现象的数量化方法

在精神医学的教科书中，对精神病理现象描述最为详尽的要算症状学（symptomatology）。症状学的内容构成了精神检查的核心，要对精神疾病进行数理诊断，首要工作是将精神疾病中具有诊断意义的症状数量化。然而少有教科书提供这方面的基本原则和具体方法，每个症状都停留在原始描述阶段，例如"感觉增强"的定义是：对外界一般强度的刺激，如声、光的刺激以及躯体上某些轻微不适感的感受性增高。这本来是精神症状中具有较强定量特征的症状，现有的教科书也没有给予量的界定，多少为强，多少为弱，没有量的标准。如果仔细分析，该症状也和其他症状一样确实有难以量化的特性。

首先，我们要具备一个测量感觉阈值的工具。由于个体差异，需要进一步对人群做一次普查，确定正常值，超过正常值的则为感觉增强。至于增强到什么程度，还需要与常模进行比较方可知道。由这个例子我们可以看出：

（1）精神症状通常缺乏数量化的界定；

（2）要进行数量化首先就要有恰当的工具；

（3）对所得数据建立一个流行病学标准，即常模。

显然在精神科做这样的工作有相当大的困难，但人们并没有回避这一现实。作为评价工具，各种疾病的分类与诊断标准的制定，症状量表和诊断量表的编制，为数理诊断方法在精神科的应用奠定了基础。

第一节　数量化工具

精神医学的研究对象是精神病理现象，主要任务之一是研究正常（normal）与异常（abnormal）之间的差异及二者相互转化的机制。数理诊断是通过数据对精神现象的正常与否作出判断，进而判别其类属。这就要求对精神现象进行测量，测量必须要有工具。我们知道，常用的测量精神活动的工具主要是心理测验(psychological test)、精神科评定量表、分类系统等。那么什么样的工具能更为客观和准确地反映精神病理现象的各种数值特征呢?这是个亟待深入研究的课题。

通常一个标准的或高等级的测量工具需要具备两个条件:(1)绝对零点(absolute zero);(2)等距测量单位(isometric measurement unit)。

长度测量工具——市尺就基本具备这两个条件。用这样的工具测量出的数据可以进行加、减、乘、除等运算。然而,实际工作中并非所有的测量工具都能满足这两个条件,某些情况下也不需要更高等级的测量工具。现将常用工具按测量水平介绍如下。

一、命名量尺

命名量尺(nomenclature classification)也叫分类量尺。它是人们在对某事物进行比较分析之后,对该事物进行命名并将其与类似事物归为一类的测量工具或方法。如将没有客观刺激物所产生的虚幻知觉命名为幻觉,并将幻觉按其属性归入知觉一类。疾病分类过程中常常运用命名量尺。抑郁症和躁狂症都以情感障碍为其特征,且二者可发生在同一疾病的不同阶段,故命名为情感性精神病。命名量尺是对受检者的临床表现进行命名与分类,并不包含数量意义,这是最为初级的量尺。用这样的量尺测量的结果不能进行四则运算。我们不能说精神分裂症=1,情感性精神病=2,同样,没有理由认为情感性精神病大于精神分裂症。

二、顺序量尺

顺序量尺(ordinal scales)是将测量对象按顺序排列为等级。精神科常用的评定量表大多属于顺序量尺一类。如PSE将症状分为三个等级,即0分、1分、2分,0分表示无症状,1分表示可疑,2分表示肯定存在此症状。这里0分虽然代表无症状,但并非真正代表该症状的绝对零点,很难说某人完全不存在某方面的精神问题。事实上,0分与1分、1分与2分之间的实际距离并不相等,即2分-1分≠1分,正如"症状存在-可疑≠可疑"一样。可见顺序量表没有绝对零点和等距测量单位。然而该类量表测出的结果能说明症状的严重程度。如BPRS,其数值可以进行不等式运算,5>4表示评分为5分的症状比评分为4分的症状严重。严格地讲,顺序量尺测得的数据不能进行四则运算,只能进行不等式运算。然而目前精神科常对评定量表的结果进行加减乘除运算，应该知道这只是近似值，切不可绝对化。同时在分析量表评分时，所用的总分、因子分、单项分的计算方法，虽然多少可以帮助我们在一定程度上了解量表评分的大致印象，但这种计算方法对原始数据没有进行去量纲化，存在计算逻辑上的错误。有关诊断量表的数据分析将在后面有关章节讨论。

三、等距量尺

等距量尺（isometric measuring ruler）有相等的测量单位，但没有绝对零点，该类量尺测量的数据可以进行加减运算，却不能进行乘除运算。摄氏温度计只有等距测量单位，没有绝对零点。38°－37°与25°－24°的值是相等的，但不能说36°是18°的两倍，因为零下仍然有值，可见摄氏温度计属于等距量尺。精神活动的测量工具中，这类量尺尚少见。

四、比例量尺

比例量尺（ratio scaling）有绝对零点和等距测量单位，所测数据可以进行加减乘除运算，是理想的测量工具。然而在精神活动的测量中，几乎没有这样的工具。某些物理测量如长度、重量才具备比例量尺的使用条件。

以上四类工具是从测量水平的角度来概括，然而测量水平的高低不能说明某工具的好坏或实用程度。我们知道被测量对象是非常复杂的，所表现出的数值特征各不相同，加上测量者的目的也不相同，所以选择一个工具应视测量目的和对象而定。衡量一个工具的实用性，应看其是否能恰当地反映所测对象的性质和满足测量者的要求。如果我们的目的是要对一组精神症状进行分类，那么选择比例量尺类的工具如市尺等就不恰当，最好是选择命名量尺。若对精神症状的严重程度进行测量，就目前而言，选择顺序量尺是比较恰当的。BPRS、SANS、SAPS等症状量表都属于顺序量尺。前已述及，顺序量尺不能进行四则运算，它只是给症状的严重程度排了个顺序，该量尺没有绝对零点和等距测量单位。如果粗略地认定症状量表的严重程度之间是等距的，即4分减3分等于2分减1分，同时我们还需要假定0分意味着该症状绝对不存在，相当于绝对零点，那么就可以把症状量表看作比例量尺类工具，所测数据可以进行四则运算。应该注意，计算的结果只是近似值，并非完全等同于真实情况。尽管如此，这样做的结果毕竟是为量表的分析，也就是为定量分析精神病理现象提供了较为便捷的计量方法（下文介绍的去量纲法更符合数字规律)。

第二节　病例选择与数量化

数理诊断的特点就是充分考虑病例资料的数理特征，从病例的量的本质入手，提取病例资料的特征性数据，建立数学模型，然后采用该模型对受检者进行诊断。

由于临床病例只是一个原始记录，多为描述性用语，不能将一段文字描述直接代入诊断数学模型进行诊断。这就需要对病例加以选择和数量化处理。为了保证诊断数学模型能够更为真实可靠地诊断疾病，尽可能低地出现假阳性、假阴性，对用于建立数学模型的病例应恰当地选择，并采用正确的方法加以数量化。

一、精神科病例资料的基本内容

精神科病例资料与内科有所不同，更注重精神活动的检查。大体包括以下几个方面的内容：

(1)一般资料：对受检者人文资料的相关记录，如姓名、性别、年龄、文化程度、职业、民族、宗教信仰、地址和联系电话等。

(2)精神检查：通过观察和询问受检者的认知活动、情感反应、意志行为等所获资料的记录，如感知觉障碍、思维障碍、行为障碍等。

(3)心理测验：广义上讲心理测验属于精神检查的范畴，在此仅指借助于特定心理测验工具所获取的资料。主要有人格(MMPI、EPQ 等)、智力(WAIS、WISC-R 等)、记忆(许氏记忆测验等)、神经心理(HR)、气质测验等。

(4)体格检查：包括内科及神经系统等的全面检查结果。

(5)实验室检查：借助于理化手段获取的资料。

(6)病史：主要是与疾病发生、发展有关的资料，包括现病史、既往史、家族史、个人史。在精神科通常靠询问受检者家属、同事、朋友等知情人而获得。

二、病例选择的基本要求

选择病例是数理诊断的基础工作，如果病例选择不恰当，将会影响诊断模型对疾病的代表性，导致诊断结果的可靠性、真实性下降。而且病例选择的缺陷是诊断模型所不能弥补的。为此，选择病例时应注意以下几个方面：

1. 资料的完整性（integrity）

所收集的资料是以能完整地反映该资料所代表的疾病单元的特征为目的。不同的疾病有不同的项目，一个诊断系统涉及多类疾病，要求尽可能包括多类疾病的所有项目，其中有的项目为几类疾病所共有，有的项目仅为某一疾病所特有，有的为阴性项目（negative project），有的为阳性项目（positive project）。例如，情感性精神病的症状主要表现为抑郁或躁狂综合征，抑郁综合征应包括：抑郁心境、自卑感、自罪感、兴趣减退、阻滞症状、言语减少、早醒、消极观念等多项症状。项目太少不足以反映抑郁综合征的临床特点。相反，躁狂综合征应包括：情感高涨、自我评价过高、兴趣增强、社会接触增多、活动增多、言语增多、易激惹、睡眠需要减少等症状。

一个躁狂状态的病例，缺乏上述要求的某项记录（没有检查或不合作），项目就不完整。用于鉴别抑郁和躁狂症的诊断系统，应尽可能完整地收集上述情感综合征的各项症状。当然，资料的完整性并非面面俱到，而是以能反映该疾病的临床特征且与其他疾病具有鉴别意义的项目为佳。这些项目尽可能相互独立。作为数理诊断的第一步，应尽可能保持项目的完整性。至于哪些项目应该保留，哪些项目应该删除，可以在进行了数据处理之后，根据诊断模型的需要并权衡被取舍项目对诊断结果影响的程度而定。

2. 资料的正确性（accuracy）

这是指病例记载中每一项目的真实性（authenticity）。为了保证记录与检查结果一致，检查者应该同时是病例的记录者，由检查者收集第一手临床资料，并自己记录。记录的时间应在 24 小时内完成，否则资料的真实性就会下降。这是因为人们的记忆会随着时间的延长而产生遗忘。

此外，对不同的病例应采用同一工具和方法进行检查，不同的工具和方法检查所得检查结果有显著差异。在精神科目前多采用标准化的（定式或半定式）检查工具，如 PSE 等，其每一项目都有明确的说明和指导语。作为诊断研究用病例，检查者应具有一定临床经验，在针对某一具体课题时还需要按照课题要求进行培训。由两名以上高年资医师或主治医师对入组病例共同进行检查与诊断，一致者方可作为正式资料记录。

3. 资料的充分性（adequacy）

这是指应该有足够的训练样本。这里"足够"的涵义指统计学意义上的足以反映总体情况的大样本，同时该样本应符合某些疾病的不同需求。一般而言，训练样本(training sample)越大，越能反映总体的真实情况，越具有代表性。但样本太大易造成浪费且不易保证质量，这需要视具体情况而定。

4. 资料的代表性(representativeness)

这是指能否反映不同疾病的总体特征。前述样本的数量也是样本代表性的一个方面，资料的代表性主要强调资料的来源。通常住院病人和门诊病人的情况不同，住院病人多为急性期、重性精神病，而门诊病人多为缓解期或轻性精神病(神经症等)，这是病人构成上的差异。

大医院相对小医院或城市医院相对农村医院就有更多的疑难病例，病种也相对较全；社会医院相对职工医院、部队医院病种也要全一些。此外，民政系统大多为慢性、衰退期精神病人；公安系统的精管院尤以伤人、毁物等症状者居多。若取样时不注意这些差异，就会导致抽样上的片面性，从而影响样本的代表性。

为了避免这种情况发生，应在不同的医疗机构取样，同时应该结合课题的目的适当有所选择或侧重。就某一具体病例而言，代表性还反映在病例的典型与不典型上，对于不典型病例，不应随意删除。不典型病例应在抽样中占有一定比例，否则也会影响样本的代表性。

由于精神疾病存在文化差异，精神症状受到不同民族、地理环境、社会阶层、经济状况等亚文化因素的影响，尤其在我国这样一个多民族且地域辽阔的国家，取样时应同时考虑上述因素。大的课题如流行病学调查，应做到分行政区域、分阶层、分民族来随机取样。在拟定具体取样点时应遵循随机原则。

三、资料的数量化原则

(1)保持资料自身数值的大小顺序，或从小到大，或从大到小，不可大小数据混杂，例如

正确   错误

$$X = \begin{cases} 0, & IQ > 80 \\ 1, & 60 < IQ \leq 80 \\ 2, & 40 < IQ \leq 60 \\ 3, & 20 < IQ \leq 40 \\ 4, & IQ \leq 20 \end{cases} \qquad X = \begin{cases} 0, & IQ \geq 80 \\ 1, & 40 < IQ \leq 60 \\ 2, & 60 < IQ \leq 80 \\ 3, & 20 < IQ \leq 40 \\ 4, & IQ \leq 20 \end{cases}$$

此外，对定性资料的数量化处理，可根据定性资料的自然等级划分，例如

$$X = \begin{cases} 0, & \text{阴性} \\ 1, & \text{阳性} \end{cases} \qquad X = \begin{cases} 0, & \text{无症状} \\ 1, & \text{可疑} \\ 2, & \text{肯定存在} \end{cases}$$

有些资料没有明确顺序，就不应该勉强划分等级，例如

$$X = \begin{cases} 0, & \text{工人} \\ 1, & \text{农民} \\ 2, & \text{军人} \\ 3, & \text{学生} \\ 4, & \text{商人} \end{cases}$$

将上式改为如下形式更为妥当：

$$X_1 = \begin{cases} 1, & \text{工人} \\ 0, & \text{否} \end{cases} \qquad X_2 = \begin{cases} 1, & \text{农民} \\ 0, & \text{否} \end{cases}$$

$$X_3 = \begin{cases} 1, & \text{军人} \\ 2, & \text{否} \end{cases} \qquad X_4 = \begin{cases} 1, & \text{学生} \\ 0, & \text{否} \end{cases}$$

$$X_5 = \begin{cases} 1, & \text{商人} \\ 0, & \text{否} \end{cases}$$

（2）资料的数值等级（digital grading）应与量级相对应，资料的一个数据只能表示一个量级，而且仅能表示一个量级，例如

正确

$$X = \begin{cases} 0, & \text{年龄} \leqslant 20 \\ 1, & 20 < \text{年龄} \leqslant 40 \\ 2, & 40 < \text{年龄} \leqslant 60 \\ 3, & \text{年龄} > 60 \end{cases}$$

错误

$$X = \begin{cases} 0, & \text{年龄} \leqslant 20 \\ 1, & 20 < \text{年龄} < 40 \\ 2, & 40 < \text{年龄} < 60 \\ 3, & \text{年龄} > 60 \end{cases}$$

四、精神科常用数量化工具

精神科常用的数量化工具有心理测验和量表。心理测验的内容可参阅有关专著，在此仅简略地分析量表作为数量化工具的共性。至于每个量表的具体操作与分析方法不在此赘述。

量表一般可分为诊断量表、症状量表、副反应量表等。无论哪种量表都由若干相关条目组成，每一条目都有评分标准，评分者按量表的要求，在一

15

定条目限制下对受检者的精神病理表现进行评定，所得分值即作为分析受检者目前精神状况的依据。

就量表而言，影响受检者分值的主要是条目选择、定义、指导语和评分标准制定得是否合理。(1)条目选择的好坏主要看所选条目能否较好地概括测试内容；(2)定义的好坏应看其是否准确且具有可操作性；(3)指导语的好坏应看其是否通俗易懂，能自然地引出症状者为佳；(4)各条目评分标准的好坏要看其是否反映出该条目所代表的数值特征。以上四个方面直接影响到数量化的合理性，同时也是衡量一个量表好坏的标志。

每个量表都包含若干条目，每个条目都有自身的特点，数量化标准也就各不相同。有的以症状的严重程度为标准，程度越重评分越高；有的以症状出现的频度为标准，频度越高评分越高；有的以症状存在的时间为标准，时间越长评分越高；有的以症状是否存在为标准，存在记为1，不存在记为0。可见不同的条目有可能采用不同的标准，以不同的标准评得的分值，哪怕是同样的评分，其内涵也是不同的，因为不同的条目采用了不同的评分标准，条目之间具有不同的量纲(dimension)，导致了单位差异。这样做的优点是能客观反映出不同条目的数值特征，缺点是不能对不同量纲的数值直接进行运算。

例如，妄想根据严重程度评3分，幻觉根据频度评为2分，计算因子分和总分时简单地将它们相加就不合理，因为强度和频度是不同的量纲或单位。正如我们不能用一公斤肉加一市尺布一样。

每个量表都具有$X_i(i=1, 2, 3, \cdots, n)$个条目，这些条目从多个侧面反映了受检者的精神功能，所以我们说量表是多元的。量表的评分总是在无症状(0分)与最严重程度之间进行选择，看受检者最适合哪一级评分(相当于隶属度)，且这种选择多是经验的、不确定的，可见它是模糊的。检查者不论以什么量表去评价受检者，事先都能知道受检者症状组合的若干可能性(2^n种)，即样本空间。然而，究竟会出现2^n种可能性的哪一种，事前是不可能知道的，即事件的产生与否是不确定的，只有在检查结束后才能知道，这正是症状组合的随机性。量表每一条目的等级是有限的、非连续的，即评分值是离散的。不论哪个量表都不可能概括全部精神病理现象，仅能在一定程度上反映受检者的精神功能，其信息是不完全的，信息之间的关系也是不确定的，即灰色的。量表条目的选择与评分标准的制定以及评分过程都是人为的、主观的。由此可见，量表作为精神病理现象的评价工具，在很大程度上反映了本书第二章精神病理现象的多种属性，是评价精神活动较好的工具之一。但同时我们应该看到，量表还有很多局限，关于这一点请参阅相关资料。

第四章　资料的数据处理与分析

前面几个章节的内容主要叙述精神病理现象的各种属性，以及怎样结合这些属性把精神病理现象转化成一组有一定内涵的数据，尚未涉及计算。当我们得到一组数据后，我们不可能从每个分散的原始数据立刻得出该组数据的综合印象，也不可能知道这些数据之间有怎样的相互关联。只有对这些原始数据进行处理与分析之后，才能把握住这一组数据的特征和内在规律，进而充分利用这些数据建立数学模型。数据处理的方法因目的而异，而且方法是多种多样的，但最基本的方法是一致的。本章仅涉及与诊断模型有密切关系的基本数据处理方法。

第一节　样本的三个重要特征数

当资料收集全之后，就可以进行数据处理，从中提取有意义的特征数据（characteristic data）。在对不同的受检者精神活动进行评定后得到的一组值，称为某一因素或变量的样本值，用 X_1，X_2，X_3，$\cdots$，X_n 表示因素或变量 X 的一组样本值。样本均值、方差、标准差是数据分析中常用的三个重要特征数。

一、均值

样本均值（sample mean value）是几个样本值的算数平均数。一组样本的样本均值为

$$\overline{X} = \frac{1}{n}(X_1 + X_2 + X_3 + \cdots + X_n) \tag{4.1}$$

例 4.1　评定 5 个受检者的抑郁心境，得到一组样本值，$X_1 = 3$，$X_2 = 4$，$X_3 = 2$，$X_4 = 3$，$X_5 = 3$，求其样本均值。

由式（4.1）得该组抑郁心境的样本均值为

$$\overline{X} = \frac{1}{5}(3 + 4 + 2 + 3 + 3) = \frac{15}{5} = 3$$

这里 $\overline{X} = 3$。反映了 5 个受检者抑郁症状的平均严重程度。样本均值反映一组样本值的集中趋势，使人们对这一组数据有一个总体的印象，同时便于对不同组的样本值相互比较。

如果引进符号 Σ 来表示几个数的和，即

$$\sum_{i=1}^{n} X_i = X_1 + X_2 + X_3 + \cdots + X_n$$

则公式(4.1)可简写为

$$\overline{X} = \frac{1}{n}\sum_{i=1}^{n} X_i \tag{4.2}$$

二、方差

如果我们用 5 个受检者抑郁心境的评分值去减他们的均值，则有

$$\sum_{i=1}^{n} (X_i - \overline{X}) = 0 \tag{4.3}$$

说明有的样本值 X_i 大于 $\overline{X}$，有的样本值 X_i 小于 $\overline{X}$，二者的正负差值抵消，结果为零。这反映了样本均值 $\overline{X}$ 对于这组样本值集中趋势的代表性。用

$$S^2 = \frac{1}{n-1}\sum_{i=1}^{n} (X_i - \overline{X})^2 \tag{4.4}$$

表示一组样本均值的方差，式中 $n-1$ 表示自由度。前述 5 个抑郁心境的样本均值为 $\overline{X} = 3$，计算其方差 S^2 为

$$S^2 = \frac{1}{5-1}\left[(3-3)^2 + (4-3)^2 + (2-3)^2 + (3-3)^2 + (3-3)^2\right] = 0.5$$

方差反映了样本与样本均值的总的偏差程度，方差越小，则样本值 X_i 越是集中在 X 的附近。当 $S^2 = 0$ 时，$X_i = \overline{X}$。如果方差 S^2 较大，说明 X_i 相对于 $\overline{X}$ 比较分散，可见方差反映了样本的离散程度。其意义与下述标准差相同，都反映样本与样本均值的总的偏离程度。

三、标准差

标准差是方差的算术平方根。以

$$S_X = \sqrt{S^2} \qquad\qquad (4.5)$$

表示变量 X 的标准差。前面 5 个变量的标准差为

$$S_X = \sqrt{0.5} = 0.707$$

这里我们了解一下标准差的意义，5 个受检者抑郁心境的样本均值、标准差分别为 $\overline{X} = 3$，$S_X = 0.707$。

以 $\overline{X}$ 为中心、S_X 为半径的区域为

$$\Delta_1 = (\overline{X} - S_X, \ \overline{X} + S_X) = (2.293, \ 3.707)$$

考查 X_i 的 5 个观察值：3，4，2，3，3，有 3 个值落在区域 Δ_1 内，占 60%。如果以 $\overline{X}$ 为中心、$2S_X$ 为半径，则区域为

$$\Delta_2 = (\overline{X} - 2S_X, \ \overline{X} + 2S_X) = (1.586, \ 4.414)$$

5 个观察值全部落入区域 Δ_2，占 100%。这进一步说明样本均值对观察值的代表性，同时证明标准差反映了观察值的分散趋势，S_X 越小，观察值(样本)越集中。

第二节　率与构成比

率(rate)与构成比(constituent ratio)都是相对数，是两个有关联的指标的比值。常用于计数资料的数据处理。

率表示某现象发生的频率或强度，常用百分率(%)、千分率(‰)表示，计算公式为

$$率 = \frac{发生某现象的观察单位数}{可能发生某现象的观察单位数} \times 100\% \qquad (4.6)$$

构成比表示某一事物内部各组成部分所占的比重或分布，常以 100 为基数。公式为

$$构成比 = \frac{某一组成部分的观察单位数}{同一事物各组成部分的观察单位总数} \times 100\% \qquad (4.7)$$

例 4.2　消极观念在抑郁症和精神分裂症中的发生情况见表 4-1，计算并比较率与构成比的区别。

表 4-1　　　　　　　　　抑郁症和精神分裂症的消极观念对照表

病种	检查人数	消极观念	构成比(%)	发生率(%)
抑郁症	274	126	35.20	45.99
精神分裂症	667	232	64.80	34.78
合计	941	358	100	38.05

根据式(4.6)、式(4.7)，分别计算抑郁症和精神分裂症消极观念的发生率与构成比。

(1)抑郁症的消极观念

$$发生率=\frac{126}{274}\times100\%=45.99\%$$

$$构成比=\frac{126}{358}\times100\%=35.20\%$$

(2)精神分裂症的消极观念

$$发生率=\frac{232}{667}\times100\%=34.78\%$$

$$构成比=\frac{232}{358}\times100\%=64.80\%$$

由计算结果可知，抑郁症病人中的消极观念发生率为 45.99%，高于精神分裂症的消极观念发生率(34.78%)，而有消极观念的绝对数(126 人)和构成比(35.20%)较精神分裂症的绝对数(232 人)和构成比(64.80%)要低。从表 4-1 中可以看出，发生率受检查人数和检出人数的影响，构成比受总的检出人数影响。构成比说明某部分占全体检出数的比重，发生率说明事物发生的频率。

如果我们反复抽查其他抑郁症和精神分裂症，当试验次数逐渐增多时，消极观念的频率将在一个常数附近摆动，摆动的幅度随着次数的增多越来越小，而逐渐稳定下来。这个数是客观存在的一个常数，它与事件的概率非常接近，是定义事件概率的客观基础，我们称这一现象为频率的稳定性(stability)。

第三节　标准化方法

前已述及精神科的常用数量化工具是量表，量表在评价受检者精神活动时，常要从不同角度进行评价，而且使用量表者常不仅仅是一个人，那么所得数据的单位或量纲几乎不可避免地存在着差异。在进行数据分析或计算之前，必须将原始数据（primary data）进行标准化（standardization）处理，使其不受单位及量纲的影响。下面介绍几种常用标准化方法。

一、标准差法

标准差法（method of standard deviation），即原始数据减去其所在数列的均值与标准差之比：

$$X'_{ij} = \frac{X_{ij} - \overline{X}_j}{S_j} \quad (i = 1, 2, 3, \cdots, n; j = 1, 2, 3, \cdots, n) \quad (4.8)$$

式中，X'_{ij} 表示第 i 行第 j 列的标准化值；X_{ij} 表示第 i 行第 j 列的原始数据；$\overline{X}_j$ 表示第 j 列的均数；S_j 表示第 j 列的标准差。

例4.3 自编简易功能性精神病鉴别诊断量表，对 9 名受检者进行评分，结果见表 4-2，试对评分进行标准化。

表 4-2 简易功能性精神病鉴别诊断量表评分结果

病例号	变量									$\sum X$	$\sum X^2$
	思维迟缓	思维加速	思维怪异	抑郁心境	情感高涨	情感淡漠	活动增多	活动减少	行为怪异		
	X_1	X_2	X_3	X_4	X_5	X_6	X_7	X_8	X_9		
1	4	0	1	3	0	0	0	3	0	11	35
2	3	0	0	2	0	0	0	3	0	8	22
3	4	0	1	4	0	0	0	2	0	11	37
4	0	4	1	0	4	0	3	0	0	12	42
5	0	3	0	0	3	0	2	0	0	8	22
6	0	2	0	0	2	0	4	0	0	8	24
7	3	0	4	0	0	3	0	2	3	15	47
8	2	0	3	0	0	4	0	1	2	12	34
9	4	0	4	0	0	4	0	4	2	18	68
$\overline{X}$	2.22	1	1.56	1	1	1.22	1	1.67	0.78		
S	1.79	1.58	1.67	1.58	1.58	1.86	1.58	1.50	1.20		

注：$\overline{X}$ 表示均数，S 表示标准差。

采用公式(4.8)对表 4-2 的原始数据进行标准化,例如第一行第一列的原始数据是 4,第一列的均数是 2.22,标准差是 1.79,设 $X_{11} = 4$,$\overline{X}_1 = 2.22$,$S_1 = 1.79$,求 X'_{11}。

采用式(4.8)计算第一行第一列的标准化值为

$$X'_{11} = \frac{X_{11} - \overline{X}_1}{S_1} = \frac{4 - 2.22}{1.79} = 0.99$$

表 4-2 的原始数据全部标准化后列入表 4-3。

表 4-3　　　　　　　　　　　　**原始数据的标准化值**

病例号	指　标								
	X_1	X_2	X_3	X_4	X_5	X_6	X_7	X_8	X_9
1	0.99	−0.63	−0.34	1.27	−0.63	−0.66	−0.63	0.89	−0.65
2	0.44	−0.63	−0.93	0.63	−0.63	−0.66	−0.63	0.89	−0.65
3	0.99	−0.63	−0.34	1.90	−0.63	−0.66	−0.63	0.22	−0.65
4	−1.24	1.90	−0.34	−0.63	1.90	−0.66	1.27	−1.11	−0.65
5	−1.24	1.27	−0.93	−0.63	1.27	−0.66	0.63	−1.11	−0.65
6	−1.24	0.63	−0.93	−0.63	0.63	−0.66	1.90	−1.11	−0.65
7	0.44	−0.63	1.46	−0.63	−0.63	0.96	−0.63	0.22	1.85
8	−0.12	−0.63	0.86	−0.63	−0.63	1.49	−0.63	−0.45	1.02
9	0.99	−0.63	1.46	−0.63	−0.63	1.49	−0.63	1.55	1.02

二、极值法

极值法(method of extreme value),即原始数据减去最小值的差值与最大值减去最小值的差值之比:

$$X'_{ij} = \frac{X_{ij} - \min_{1 \leqslant i \leqslant n} X_{ij}}{\max_{1 \leqslant i \leqslant n} X_{ij} - \min_{1 \leqslant i \leqslant n} X_{ij}} \tag{4.9}$$

式中,X'_{ij} 表示第 i 行第 j 列的标准化值;X_{ij} 表示第 i 行第 j 列的原始值;$\min\limits_{1 \leqslant i \leqslant n} X_{ij}$ 表示 n 个 X_j 中的最小值,即第 j 列的最小值;$\max\limits_{1 \leqslant i \leqslant n} X_{ij}$ 表示 n 个 X_j 中最大值,即第 j 列的最大值。

求表 4-2 中 X_{11} 的标准化值，已知：$X_{11} = 4$，$\min\limits_{1 \leqslant i \leqslant n} X_{i1} = 0$，$\max\limits_{1 \leqslant i \leqslant n} X_{i1} = 4$，求 X'_{11}。

由式(4.9)得

$$X'_{11} = \frac{X_{11} - \min\limits_{1 \leqslant i \leqslant n} X_{i1}}{\max\limits_{1 \leqslant i \leqslant n} X_{i1} - \min\limits_{1 \leqslant i \leqslant n} X_{i1}} = \frac{4 - 0}{4 - 0} = 1$$

同理，可求出表 4-2 中所有原始值 X_{ij} 的标准化值。

三、初值化和均值化法

初值化和均值化法这两种方法在灰色系统理论的计算中较常用。所谓初值化(initial value)是指所有数据均除以第一个数据，得到一组新的数值，这组新的数值即是不同时刻的值相对于第一时刻的值的百分比，多用于决策研究。在精神科尤其适用于疗效评价时数值的标准化。

$$X'_{1j} = \frac{X_j}{X_{11}} \tag{4.10}$$

式中，X_j 表示第 j 列要标准化的值；X_{11} 表示初值。

例 4.4　某患者经过三周治疗后，抑郁心境的评分分别为 4 分、3 分、1 分，采用式(4.10)计算标准化值得

$$X'_{11} = \frac{4}{4} = 1$$

$$X'_{12} = \frac{3}{4} = 0.75$$

$$X'_{13} = \frac{1}{4} = 0.25$$

经过初值化后，我们即可清楚地知道每个症状相对于第一周(即初入院时)症状减退(严重程度)的百分比。

均值化(mean value)处理是用平均值去除所有数据，以得到一个占平均值百分比为多少的数列。

$$X'_{ij} = \frac{X_{ij}}{\overline{X}_{ij}} \tag{4.11}$$

式中，X_{ij} 为第 i 行第 j 列的原始数据；$\overline{X}_{ij}$ 为所有原始值的均值。

仍以例 4.4 为例，计算标准化值 X'_{1j}。

已知 X_{1j} 分别为 4、3、1，则

$$\overline{X}_{1j} = \frac{1}{3}(4 + 3 + 1) = 2.7$$

由式(4.11)得

$$X'_{11} = \frac{4}{2.7} = 1.48$$

$$X'_{12} = \frac{3}{2.7} = 1.11$$

$$X'_{13} = \frac{1}{2.7} = 0.37$$

以上标准化方法的目的都是为了寻找一个公共点,以消除原始数据的单位和量纲的影响,使计算更为合理,故标准化法也叫无量纲化(dimensionless)。至于选择哪个公式进行计算,应该根据使用者的目的而定,无硬性规定,只有与目的相结合的标准化所得数据才最具有代表性。

第四节 相似系数与距离

在对原始数据进行了均数、标准差、方差、率、构成比的初步分析以及标准化处理之后,我们还需要进一步了解样品与样品、指标与指标(或变量)之间的相互关系,即相似程度。常用方法有相似系数和距离,这里的样品是受检个体,指标是反映个体特征的变量。

一、相似系数

相似系数(similarity coefficient)是描述样品或指标间相似程度的统计量。相似系数的值介于-1与1之间,两类数据的关系越密切,其值就越接近或等于1或-1;相反,关系越不密切,其值就越是接近或等于0。

1. 相关系数(coefficient correlation)

相关系数适用于计量资料和连续型变量,公式为

$$r_{xy} = \frac{\sum (X - \overline{X})(Y - \overline{Y})}{\sqrt{\sum (X - \overline{X})^2 \cdot \sum (Y - \overline{Y})^2}} \tag{4.12}$$

式中,r_{xy} 表示指标或样品 X,Y 之间的相关系数;X 表示 X 指标(或样品,以下均以指标为例);$\overline{X}$ 表示 X 指标的均值;Y 表示 Y 指标;$\overline{Y}$ 表示 Y 指标的均值。

为了简化计算，式(4.12)中

$$\sum (X - \overline{X})^2 = \sum X^2 - \frac{\left(\sum X\right)^2}{N} \qquad (4.13)$$

$$\sum (Y - \overline{Y})^2 = \sum Y^2 - \frac{\left(\sum Y\right)^2}{N} \qquad (4.14)$$

$$\sum (X - \overline{X})(Y - \overline{Y}) = \sum XY - \frac{\sum X \cdot \sum Y}{N} \qquad (4.15)$$

式中，N 表示例数。

仍以例 4.3 为例，计算样品间的相关系数。由式(4.12)得样品 1 与样品 2 的相关系数为

$$r_{12} = \frac{27 - \dfrac{88}{9}}{\sqrt{\left(35 - \dfrac{11^2}{9}\right) \times \left(22 - \dfrac{8^2}{9}\right)}} = 0.96$$

样品 8 与样品 9 的相关系数为

$$r_{89} = \frac{44 - \dfrac{216}{9}}{\sqrt{\left(34 - \dfrac{12^2}{9}\right) \times \left(68 - \dfrac{18^2}{9}\right)}} = 0.83$$

样品 1 与样品 8 的相关系数为

$$r_{18} = \frac{14 - \dfrac{132}{9}}{\sqrt{\left(35 - \dfrac{11^2}{9}\right) \times \left(34 - \dfrac{12^2}{9}\right)}} = -0.03$$

样品 4 与样品 5 的相关系数为

$$r_{45} = \frac{30 - \dfrac{96}{9}}{\sqrt{\left(42 - \dfrac{12^2}{9}\right) \times \left(22 - \dfrac{8^2}{9}\right)}} = 0.98$$

样品 1 与样品 4 的相关系数为

$$r_{14} = \frac{1 - \dfrac{132}{9}}{\sqrt{\left(35 - \dfrac{11^2}{9}\right) \times \left(42 - \dfrac{12^2}{9}\right)}} = -0.58$$

样品 4 与样品 8 的相关系数为

$$r_{48} = \frac{3 - \dfrac{144}{9}}{\sqrt{\left(42 - \dfrac{12^2}{9}\right) \times \left(34 - \dfrac{12^2}{9}\right)}} = -0.60$$

结合各样品的实际得分可以看出，相关系数很好地反映出了样品之间的相似性，揭示了数值之间的内在规律。

2. 列联系数(coefficient of contingency)

列联系数适用于半定量资料或等级资料，因此更适用于分析量表评分。公式为

$$C_{ij} = \sqrt{\frac{X^2}{X^2 + N}} \tag{4.16}$$

其中，

$$X^2 = N\left(\sum_{i, j} \frac{n_{ij}^2}{n_i \cdot n_j} - 1\right) \tag{4.17}$$

式中，C_{ij} 表示指标 i 与指标 j 的列联系数；N 表示总计数，即 $\sum n_i$ 或 $\sum n_j$；n_{ij} 表示第 i 行第 j 列的观察频数；n_i 表示第 i 行的小计；n_j 表示第 j 列的小计。

将前述例 4.3 中 9 个受检者在思维迟缓(X_1)、活动减少(X_8)的评分列表，见表 4-4。

表 4-4 　　　　　9 个受检者在思维迟缓、活动减少的量表评分结果

项目	受 检 者								
	1	2	3	4	5	6	7	8	9
思维迟缓	4	3	4	0	0	0	3	2	4
活动减少	3	3	2	0	0	0	2	1	4

将表 4-4 整理成 5×5 列联表的形式(表 4-5),计算 X_1 与 X_8 的列联系数。

表 4-5   思维迟缓与活动减少的相关列联表

项目		思 维 迟 缓					小计(n_i)
		0	1	2	3	4	
活动减少	0	3	0	0	0	0	3
	1	0	0	1	0	0	1
	2	0	0	0	1	1	2
	3	0	0	0	1	1	2
	4	0	0	0	0	1	1
小计(n_j)		3	0	1	2	3	9(N)

从表 4-5 可知 n_i,n_j,N,n_{ij}^2 各值,将它们代入式(4.17)得

$$X^2 = 9 \times \left(\frac{3^2}{3 \times 3} + \cdots + \frac{1^2}{1 \times 1} + \cdots \frac{1^2}{2 \times 2} + \frac{1^2}{3 \times 2} \cdots \right.$$
$$\left. + \frac{1^2}{2 \times 2} + \frac{1^2}{3 \times 2} + \cdots + \frac{1^2}{3 \times 1} - 1 \right)$$
$$= 9 \times (3.17 - 1)$$
$$= 19.53$$

又由式(4.16)得

$$C_{X_1 X_8} = \sqrt{\frac{19.53}{19.53 + 9}} = 0.83$$

结果说明思维迟缓(X_1)与活动减少(X_8)这两个症状有较高的相关性。

3. 点相关系数(point correlation coefficient)

点相关系数适用于计数资料。公式为

$$r_{ij} = \frac{ad - bc}{\sqrt{(a + b)(c + d)(a + c)(b + d)}} \tag{4.18}$$

如果规定量表评分 ≥2 分的记为阳性,≤1 分的评分记为阴性,则前述 5×5 列联表可简化为四格表的形式,见表 4-6。

从表 4-6 可知,$a = 5$,$b = 0$,$c = 1$,$d = 3$,由式(4.18)可得

$$r_{X_1 X_8} = \frac{15 - 0}{\sqrt{5 \times 4 \times 6 \times 3}} = 0.79$$

可见其结果与采用其他相关系数公式计算的结果基本一致。

表 4-6 　　　　　　　　　思维迟缓活动减少评分结果的四格表

项目		思 维 迟 缓		小计
		阳性	阴性	
活动减少	阳性	5(a)	0(b)	5
	阴性	1(c)	3(d)	4
小计		6	3	9(N)

二、距离

距离(distance)是将一个样品看作 m 维空间的一个点，在空间定义距离，然后将距离较近的点(即样品)归为一类，距离较远的点归入不同的类。二维平面上两点间距离公式为

$$d = \sqrt{(X_2 - X_1)^2 + (Y_2 - Y_1)^2} \qquad (4.19)$$

由二维空间推广到 m 维空间的距离公式：

$$d_{ij}^{(2)} = \sqrt{\sum_{k=1}^{m} (X_{ik} - X_{jk})^2} \qquad (4.20)$$

$$d_{ij}^{(1)} = \sum_{k=1}^{m} |X_{ik} - X_{jk}| \qquad (4.21)$$

式中，$d_{ij}^{(2)}$ 称为 L_2 距离，又称欧氏距离(Euclidean distance)；$d_{ij}^{(1)}$ 为 L_1 距离，又称绝对值距离(absolute value distance)。在计算距离时，对不同量纲和单位的值应进行标准化处理。方法同前文所述。

例 4.5　采用表 4-3 已标准化的数据计算 L_1 距离。

样品 1 与样品 2 的距离为

$d_{12}^{(1)} = |0.99 - 0.44| + |-0.63 - (-0.63)| + \cdots + |-0.65 - (-0.65)|$
　　　 $= 1.78$

样品 1 与样品 9 的距离为

$d_{19}^{(1)} = |0.99 - 0.99| + |-0.63 - (-0.63)| + \cdots + |-0.65 - 1.02|$
　　　 $= 3.62$

由结果可知，样品 1 与样品 2 在 m 维空间的距离较样品 1 与样品 9 的距

离近，说明样品 1 与样品 2 在几何学上具有更大的相似性。

此外，也可借助相似系数定义距离：

$$d_{ij}^2 = 1 - r_{ij}^2 \qquad (4.22)$$

$$d_{ij} = \sqrt{1 - r_{ij}^2} \qquad (4.23)$$

式中，r_{ij}^2 表示 i 与 j 的相关系数。由式(4.23)将 r_{12}，r_{14}，r_{18}，r_{89}，r_{45}，r_{48} 的相关系数转换成距离，得

$$d_{12} = \sqrt{1 - 0.96^2} = 0.28$$

$$d_{14} = \sqrt{1 - (-0.58)^2} = 0.815$$

$$d_{18} = \sqrt{1 - (0.03)^2} = 0.999$$

$$d_{89} = \sqrt{1 - 0.83^2} = 0.558$$

$$d_{45} = \sqrt{1 - 0.98^2} = 0.199$$

$$d_{48} = \sqrt{1 - (-0.60)^2} = 0.8$$

可见相关系数越大，则距离值越小，反之亦然。

第五节　聚类分析

聚类分析又称集群分析(cluster analysis)，是研究事物类属的数理方法，在生物学和医学的分类中已有广泛应用。它可以依据对象的某些特征，将其归入不同的类别，使人们对该事物有更为本质的认识。精神病理现象的表现十分复杂，传统的分类方法大多凭借临床经验进行分类，缺乏完全统一且公认的分类。分类研究在精神科具有十分重要的意义，作为方法之一的聚类分析，理应成为精神病理现象分类研究的辅助手段，使分类研究更加深入。

聚类分析的方法较多，有系统聚类、逐步聚类、模糊聚类、灰色聚类等。本应在此一一叙述，但由于各种聚类分析都建立在相关理论基础之上，若在没有一定基础知识的前提下讲述，可能会使初学者感到困惑，影响对该内容的理解。因此将模糊聚类、灰色聚类分别在有关章节叙述，本节只重点叙述系统聚类和逐步聚类两种聚类方法。

一、系统聚类法

1. 系统聚类法(systemic clustering)的原理

设定空间距离越近其属性越相似。为此，需定义样品之间的距离(或相

似系数)及类和类之间的距离。开始时将每个样品各看成一类,这时类与类之间的距离即样品间的距离;然后将距离最近的两类合并,重新计算新类与其他类之间的距离;再将距离最小的两类合并,这样每次减少一类,直至所有样品都并成一类为止。将整个聚类过程作成聚类图,按聚类图选择最佳分类。

2. 系统聚类法的步骤

步骤一:将原始数据标准化。

步骤二:计算样品间的距离,直至将全部样品归为一类。

步骤三:作聚类图并确定最优分类。

例4.6 对例4.4的简易功能性精神病鉴别诊断量表的9名受检者的评分结果进行系统聚类分析,评分结果见表4-2。

第一步:按式(4.8)将表4-2的原始资料标准化,标准化后的值见表4-3。

第二步:按式(4.21)L_1 距离公式计算任意两个样品间的距离。本例用最短距离法定义两类间的距离(用 D_{ij} 表示),即 G_i 类与 G_j 类之间的距离为

$$D_{ij} = \min\{a_k, a_1\}, \ a_k \in G_i, \ a_1 \in G_j \qquad (4.24)$$

式中,a_k,a_1 表示 G_i 类中的样品 a_k(以 $a_k \in G_i$ 表示)与 G_j 类的样品 a_1(以 $a_1 \in G_j$ 表示)间的距离;D_{ij} 为两类间最近样品之间的距离。9个样品之间的距离见表4-7。

表4-7 **9个样品之间的距离(9个类间距离)**

	G_1							
G_2	1.78	G_2						
G_3	1.30	3.96	G_3					
G_4	13.09	13.17	13.05	G_4				
G_5	12.46	10.00	11.74	2.49	G_5			
G_6	11.77	9.89	11.73	3.76	2.55	G_6		
G_7	10.40	8.38	8.94	15.83	14.52	14.51	G_7	
G_8	10.21	8.71	9.27	13.70	12.39	12.38	3.19	G_8
G_9	9.81	10.40	9.42	17.41	16.10	16.09	3.24	5.43	G_9

在系统聚类之前,9个样品自成一类,记为 G_1,G_2,G_3,$\cdots$,G_9,它们之间的距离即为各个相应样品之间的距离,见表4-7。表中第一类 G_1 与第二

类 G_2 的距离是 1.78，即表示样品 1 与样品 2 的距离，记为 $D_{12} = 1.78$。前已述及，用最短距离法定义两类间的距离，将距离最小的两类合并为一类，成为新的一类，然后计算各类与新类的距离，公式为

$$D_{ir} = \min\{D_{ip}, D_{iq}\} \qquad (4.25)$$

式中，r 表示新类；i 表示任一类（与新类距离最近的样品）；p，q 表示距离最近而合成新类的两类或两个样品；D 表示距离；min 表示取小值。若计算新类 G_{10} 与 G_2 的距离，则 $r = 10$，$i = 2$，$p = 1$，$q = 3$。

表 4-7 中最小距离为 $D_{1,3} = 1.3$，故将 G_1 与 G_3 合并成一类，记作 $G_{10} = \{G_1, G_3\}$。G_1 与 G_3 合并时按式（4.25）取两者的最小距离作为新一类 G_{10} 的距离。这样就由最初的 9 类减少 1 类，变成 8 类，见表 4-8。

表 4-8　　　　　　　　　　　　**8 类时的类间距离**

	G_{10}							
G_2	<u>1.78</u>	G_2						
G_4	13.05	13.17	G_4					
G_5	11.74	10.00	2.49	G_5				
G_6	11.73	9.89	3.76	2.55	G_6			
G_7	8.94	8.38	15.83	14.52	14.51	G_7		
G_8	9.27	8.71	13.70	12.39	12.38	3.19	G_8	
G_9	9.42	10.40	17.41	16.10	16.09	3.24	5.43	G_9

表 4-8 中最小距离为 $D_{2,10} = 1.78$，故将 G_{10} 和 G_2 合并为新的一类，记作 $G_{11} = \{G_{10}, G_2\}$。由式（4.25）得 G_{11} 与其他各类之间的距离，见表 4-9。

表 4-9　　　　　　　　　　　　**7 类时的类间距离**

	G_{11}						
G_4	13.05	G_4					
G_5	10.00	<u>2.49</u>	G_5				
G_6	9.89	3.76	2.55	G_6			
G_7	8.38	15.83	14.52	14.51	G_7		
G_8	8.71	13.70	12.39	12.38	3.19	G_8	
G_9	9.42	17.41	16.10	16.09	3.24	5.43	G_9

表 4-9 中最小距离为 $D_{4,5}=2.49$，故将 G_4 和 G_5 合并为新一类，记作 $G_{12}=\{G_4,G_5\}$。由式(4.25)得 G_{12} 与其他各类之间的距离，见表 4-10。

表 4-10　　　　　　　**6 类时的类间距离**

	G_{11}				
G_{12}	10.00	G_{12}			
G_6	9.89	2.55	G_6		
G_7	8.38	14.52	14.51	G_7	
G_8	8.71	12.39	12.38	3.19	G_8
G_9	9.42	16.10	16.09	3.24	5.43	G_9

表 4-10 中最小距离为 $D_{12,6}=2.55$，故将 G_{12} 和 G_6 合并为新一类，记作 $G_{13}=\{G_{12},G_6\}$。由式(4.25)得 G_{13} 与各类之间的距离，见表 4-11。

表 4-11　　　　　　　**5 类时的类间距离**

	G_{11}			
G_{13}	9.89	G_{13}		
G_7	8.38	14.51	G_7	
G_8	8.71	12.38	3.19	G_8
G_9	9.42	16.09	3.24	5.43	G_9

表 4-11 中最小距离为 $D_{7,8}=3.19$，故将 G_7 和 G_8 合并为新一类，记作 $G_{14}=\{G_7,G_8\}$。由式(4.25)得 G_{14} 与其他各类之间的距离，见表 4-12。

表 4-12　　　　　　　**4 类时的类间距离**

	G_{11}		
G_{13}	9.89	G_{13}	
G_{14}	8.38	12.38	G_{14}
G_9	9.42	16.09	3.24	G_9

表 4-12 中最小距离为 $D_{9,14} = 3.24$，故将 G_9 和 G_{14} 合并为新一类，记作 $G_{15} = \{G_9, G_{14}\}$。由式(4.25)得 G_{15} 与其他各类之间的距离，见表 4-13。

表 4-13　　　　　　　　　　**3 类时的类间距离**

	G_{11}		
G_{13}	9.89	G_{13}	
G_{15}	8.38	12.38	G_{15}

表 4-13 中最小距离为 $D_{11,15} = 8.38$，故将 G_{11} 和 G_{15} 合并为一类，记作 $G_{16} = \{G_{11}, G_{15}\}$。最后剩下 G_{16} 和 G_{13} 两类，它们的距离为 $D_{13,16} = 9.89$，二者自然合为最后一类，记作 $G_{17} = \{G_{13}, G_{16}\}$。至此 9 个样品全部聚为一类。

第三步：作聚类图(cluster graph)。

由图 4-1 可见，取值为 3.24~8.38 时，9 个样品可分为三类，即{1，2，3}，{4，5，6}，{7，8，9}。

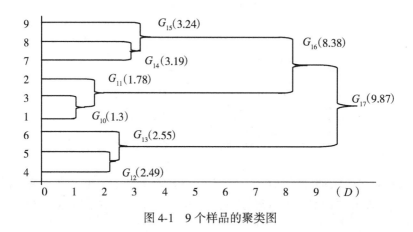

图 4-1　9 个样品的聚类图

将分类结果与 9 个样品的临床诊断进行比较后可知，9 个样品分为三类是合理的。9 个样品的原始评分(表 4.2)显示，第 1、2、3 号病例的得分以思维迟缓(X_1)、抑郁心境(X_4)、活动减少(X_8)为主，临床诊断均为抑郁症；第 4、5、6 号病例的量表原始得分主要以思维加速(X_2)、情感高涨(X_5)、活动增多(X_7)为主，临床诊断均为躁狂症；第 7、8、9 号病例的量表原始得分主要以思维怪异(X_3)、情感淡漠(X_6)、行为怪异(X_9)为主，临床诊断均为精神分裂症。

二、逐步聚类法

当样本足够大时，采用系统聚类就相当繁琐，甚至连计算机也可能因内存容量不够而难以实现。采用逐步聚类法(k-means cluster)在一定程度上可以克服这一困难。

1. 逐步聚类法的原理

同类属性的样品均会相互凝聚在一起，故设法选择一些凝聚点，让样品按一定原则向凝聚点凝聚，从而得到一个初始分类，再按既定原则对初始分类进行修改，直至分类合理为止。过程如图 4-2 所示。

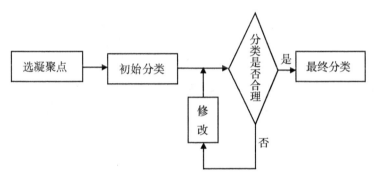

图 4-2　逐步聚类步骤示意图

2. 逐步聚类方法

1) 选择凝聚点

凝聚点(point of condensation)是样品中一些有代表性的点，以这些点作为逐步聚类的初始分类基础，可以人为地凭经验选定，也可以根据某种标准进行理论选定。常用下述三种方法。

(1) 经验选定凝聚点：有经验的临床医生可采用典型病例即有代表性的样品作为凝聚点。

(2) 理论选定凝聚点：按某种标准将样品分为若干类，计算每一类各指标的均值，以这些均值作为凝聚点。例如以有无自知力、有无意识障碍可大致分为重性与轻性、器质性与功能性精神病等，计算各指标的均值作为凝聚点。

35

（3）密度法（density method）：任意拟定两个数 d_1，d_2（$d_2 = 2d_1$），然后分别以每个样品作为中心，与中心距离小于或等于 d_1 的样品数（不包括作为中心的样品）就称为这个样品的密度。以密度最大的样品作为第一凝聚点。如果第二大密度的样品与第一凝聚点的距离大于 d_2，则以该样品作为第二凝聚点，否则不作为新凝聚点。如此按样品的密度大小依次选下去，凡是与前面已选凝聚点的距离大于 d_2 的样品即作为新的凝聚点。下面结合例 4.6 的系统分类数据具体说明。

例 4.7　有 9 个样品，每个样品有 9 个指标，其观测值及标准化值见表 4-2 和表 4-3，试用密度法选取凝聚点，并逐步聚类。

由式（4.21）得任意两个样品间的 L_1 距离，见表 4-7。本例规定 $d_1 = 3$，$d_2 = 2d_1 = 6$，对于样品 1，与样品 2、样品 3 的距离均 $<d_1$，故其密度为 2，样品 2 只与样品 1 的距离 $<d_1$，故其密度为 1，样品 3 也只与样品 1 的距离 $<d_1$，其密度也为 1。依此类推，得出各样品的密度，见表 4-14。

表 4-14　　　　　　　　　**各样品的密度（$d_1 = 3$）**

样品	1	2	3	4	5	6	7	8	9
密度	2	1	1	1	2	1	0	0	0

在确定 d_1，d_2 值时，应注意不要使密度全为零或相等，应使它们有所差别。当密度值找出后，再按密度大小重新排列，见表 4-15。

表 4-15　　　　　　　　**密度的大小顺序排列表**

样品	1	5	2	3	4	6	7	8	9
密度	2	2	1	1	1	1	0	0	0

从表 4-15 中可以看出，样品 1、样品 5 的密度为 2，值最大，故排在第一、第二位，两个密度相等的样品排列的先后顺序没有硬性规定。现将排在第一位的样品 1 构成第 Ⅰ 凝聚点，样品 5 与第 Ⅰ 凝聚点的 L_1 距离为 12.46 $> d_2$（$d_2 = 6$），故选择样品 5 为第 Ⅱ 凝聚点。样品 2 与第 Ⅰ 凝聚点和第 Ⅱ 凝聚点距离分别为 1.78 和 10.00，只有 10.00 $> d_2$，故不能作为新的凝聚点。依次类推，选取结果如下：

第 I 凝聚点：样品 1(4, 0, 1, 3, 0, 0, 0, 3, 0)

第 II 凝聚点：样品 5(0, 3, 0, 0, 3, 0, 2, 0, 0)

第 III 凝聚点：样品 7(3, 0, 4, 0, 0, 3, 0, 2, 3)

括号内为 X_1, X_2, X_3, $\cdots$, X_9 的各指标值。

2) 初始分类

在选取了凝聚点之后，即可根据各样品与凝聚点的距离进行初始分类 (primary classification)，此例初始分类结果见表 4-16。表中 9 个样品与 3 个凝聚点的距离均由表 4-7 而来，初始分类即根据各样品与三个凝聚点的距离进行比较，与哪个凝聚点的距离最近即归入哪一类。

表 4-16 中，样品 1 与第 I 凝聚点的距离最近(等于 0)，故归入第 I 类，样品 6 与第 II 凝聚点的距离最近(2.55)，故归入第 II 类。初始分类结果为：

第 I 类：样品 1、2、3，重心为：3.7, 0, 0.7, 3, 0, 0, 0, 2.7, 0

第 II 类：样品 4、5、6，重心为：0, 3, 0.3, 0, 3, 0, 3, 0, 0

第 III 类：样品 7、8、9，重心为：3, 0, 3.7, 0, 0, 3.7, 0, 2.3, 2.3

表 4-16　　　　　　　　　　初 始 分 类

样品	与各凝聚点的距离			归类
	I	II	III	
1	0.00	12.46	10.40	I
2	1.78	10.00	8.38	I
3	1.30	11.74	8.94	I
4	13.09	2.49	15.83	II
5	12.46	0.00	14.52	II
6	11.77	2.55	14.51	II
7	10.40	14.52	0.00	III
8	10.21	12.39	3.19	III
9	9.81	16.10	3.24	III

上述重心是指各类所包含样品的各指标均值，即聚类重心（cluster barycenter）。如第 Ⅰ 类包括 1、2、3 三个样品，其中前三个指标 X_1，X_2，X_3 的重心分别为

$$X_1 = \frac{4+3+4}{3} = 3.7$$

$$X_2 = \frac{0+0+0}{3} = 0$$

$$X_3 = \frac{1+0+1}{3} = 0.7$$

3. 修改分类

（1）批修改法。检验初始分类结果是否合理，并在必要时修改初始分类的重心，使每一样品与初始分类的各类重心距离最近，即两次分类重合。也就是说使新的重心与第一轮结果的重心完全一致，否则需要修改第一轮重心。修改时，再以新的重心作为凝聚点，进行新一轮的逐个样品的判断归类。本例修改的第一轮结果见表 4-17。

表 4-17　　　　　　　　　　批修改的第一轮结果

样品	与各凝聚点的距离			归类
	Ⅰ	Ⅱ	Ⅲ	
1	0.90	19.70	13.40	Ⅰ
2	2.70	17.30	12.40	Ⅰ
3	2.30	19.70	14.00	Ⅰ
4	17.00	2.70	25.00	Ⅱ
5	14.40	1.30	23.30	Ⅱ
6	14.40	3.30	23.30	Ⅱ
7	13.70	23.70	2.00	Ⅲ
8	14.70	20.70	3.60	Ⅲ
9	13.60	26.70	3.60	Ⅲ

表 4-17 中样品 1 的 0.9、19.7、13.4 分别为样品 1 的 9 个指标与第 Ⅰ、Ⅱ、Ⅲ类重心的 L_1 距离值。0.9 距离最小，故归入第 Ⅰ 类。本轮结果如下：

第Ⅰ类，包括样品 1、2、3，重心为：3.7, 0, 0.7, 3, 0, 0, 0, 2.7, 0
第Ⅱ类，包括样品 4、5、6，重心为：0, 3, 0.3, 0, 3, 0, 3, 0, 0
第Ⅲ类，包括样品 7、8、9，重心为：3, 0, 3.7, 0, 0, 3.7, 0, 2.3, 2.3

由于本轮重心与初始分类的各类重心完全一致，故不必进行下一轮修改。

(2)逐个修改法。该方法是在每一个样品按最近凝聚点归类后，立即计算所涉及的新重心，作为新的凝聚点再考查下一个样品。如果全体样品修改完毕后，所得的类别与上一轮完全相同，就表示修改完毕。否则，再从第一个样品开始逐一修改。逐个修改法与批修改法的不同之处在于，每一个样品归类后立即计算其属类的新重心，而批修改是在全部样品归类之后再计算各类的新重心(不举例详述)。

三、小结

(1)聚类分析适用于对研究的总体划分还不十分清楚的情况。用不同的聚类方法和聚类统计量可以聚得不同结果，因此在最后选择聚类方案时，必须结合专业知识进行。应用时，常聚得多个结果以供选择，从中确定最优分类。

(2)聚类分析既可对样品聚类，又可对指标聚类，既适用于计量资料，也适用于计数资料，应用场合非常广泛，能解决很多错综复杂的分类问题。

(3)聚类分析与判别分析有密切关系。判别分析要求事先知道总体情况，才能判断新样品的归属。当各类总体还不十分清楚时，可先用聚类分析进行聚类，弄清总体情况。聚类分析为应用其他数理方法提供了方便，在与其他数理方法结合使用时，往往可以解决许多实际问题。

(4)聚类分析的计算工作量大，但大多为迭代过程，借助计算机和程序设计技术，可以提高计算速度。

第六节　主成分分析简介

在精神科，我们经常遇到多指标(多变量)的问题，如常用精神科量表，其指标有时多达几十个或百余个(PSE 的条目多达 140 个)。若要从多个指标中提取最有代表性的指标，同时又不损失很多信息，使这些较少的指标能代替原来较多的指标，能综合反映原来较多指标的信息，这种处理问题的方法称为主成分分析或主分量分析、主轴分析。综合后的指标就为原来指标的主成分。主成分分析的计算步骤为：先对原始数据标准化，求得相关系数矩阵，然后求该矩阵的特征根及特征向量，从而得到各主成分的各 X_i 的系数。

主成分分析也是对资料进行分析的有效方法之一，其计算虽然较复杂，但可以通过计算机程序来实现。

第五章　概率论与数理诊断

第一节　基本概念

常见有这样一类现象：在一定的条件 S 下进行某种试验或观察，在此之前无法预知确切的结果，只知道可能出现某种结果。一旦进行试验或观察之后，结果就完全确定了。但在条件 S 不变的情况下，重复进行一系列相同的试验和观察，所得结果却不尽相同。像这类在一定条件下可能出现两个以上结果，而又无法事先确定出现哪一个结果的现象称为随机现象（random phenomena）。与随机现象相反的是确定性现象（phenomenal determination），即在一定条件下必然出现某种结果的现象。自然界和人类社会呈现的现象是非常复杂的，通常我们把呈现随机现象的试验称为随机试验（random test），简称试验（trial），用 E 表示。随机试验具有以下特点：

（1）试验可以在相同的条件 S 下重复进行；

（2）试验的可能结果不止一个，并能事先明确知道试验的所有结果；

（3）在每次试验之前，不能肯定这次试验会出现什么结果，但可以肯定每次试验总是出现这些可能结果中的某一个。例如随机试验：

E_1，抛一枚硬币，出现正、反面的情况；

E_2，每天门诊接诊的病人数；

E_3，接生一次，新生儿是男孩或女孩。

这三个试验都可以在相同的条件 S 下重复进行，试验的结果都不止一个，且不能事先肯定试验将会出现什么结果，但都可以事前知道可能的结果。抛一枚硬币可能出现的结果不是正就是反，但我们不能事先肯定将出现正还是反。一次接生是男孩还是女孩也同样不能事先肯定（当然这要在不做任何产前性别鉴定的前提下）。某一天门诊的接诊人数我们无法事先肯定是多少，但可以事先知道总是某一个非负整数。

　　在一次试验中，可能出现也可能不出现的现象称为随机事件(random event)，又简称事件，通常用大写英文字母A，B，C，…表示。前面所说的抛硬币出现正面、反面、生男孩、生女孩、门诊某一天接诊100人可分别记为：

$$A_1 = 一次抛硬币为正面$$
$$A_2 = 一次抛硬币为反面$$
$$B_1 = 一次接生生男孩$$
$$B_2 = 一次接生生女孩$$
$$C = 某天门诊接诊量为100人$$

　　对于一次随机试验来说，它的每一个可能都是一个随机事件，其中最简单的随机事件称为基本事件(basic event)。如上述A_1，A_2，B_1，B_2，C等都是相应事件的基本事件，也称为样本点(sample points)。在一次随机事件中，由若干个可能结果(若干个样本点)所组成的事件，则称为复合事件(composite event)。例如两次接生至少生一个男孩，其中可能有(男，女)、(女，男)、(男，男)三种可能，由(男，女)、(女，男)、(男，男)三个样本点组成了"两次至少生一个男孩"的复合事件。

　　在一次随机事件中，每次试验一定发生的现象称为必然事件(inevitable event)，每次试验一定不发生的现象称为不可能事件(impossible event)。例如三个人中有两个人是精神病人，每检查两人，其中必然有一人是精神病人，这是必然事件；每检查两人，其中两个都不是精神病人，这是不可能事件。

　　一个随机试验的所有可能结果在试验前是可以知道的，这每一个结果称为一个样本点或基本事件，用ω表示。由样本点的全体构成的集合称为样本空间(sample space)，也就是试验的全部可能结果之和，常用Ω表示。前述试验E_3，接生一次生男孩或生女孩的情况，这个试验的所有可能结果有两个，即生男孩或生女孩，故

$$样本空间\ \Omega = \{男，女\}$$
$$样本点\ \omega_1 = 男，\omega_2 = 女$$

　　例 5.1　两位精神病患者接受同一药物治疗，假定结果只有两种，要么有效，要么无效，其可能出现的结果为：

$$\Omega = \{(有效，有效)，(有效，无效)，(无效，有效)(无效，无效)\}$$
$$\omega_1 = (有效，有效)$$

$$\omega_2 = (有效, 无效)$$
$$\omega_3 = (无效, 有效)$$
$$\omega_4 = (无效, 无效)$$

样本空间也可记为：

$$\Omega = \{\omega_1, \omega_2, \omega_3, \omega_4\}$$

第二节　事件间的关系与运算

(1)若事件 A 发生时，事件 B 必然发生，则称事件 B 包含事件 A，记为 $A \subset B$ 或 $B \supset A$。

在例 5.1 中，若以 A 表示"该药对两患者均有效"，B 表示"两患者的疗效一致"，显然两者均有效时，疗效是一致的，即 A 发生时 B 必然发生，所以事件 B 包含事件 A，记为 $A \subset B$，如图 5-1 所示。

$$A = \{\omega_1\} = \{(有效, 有效)\}$$
$$B = \{\omega_1, \omega_4\} = \{(有效, 有效), (无效, 无效)\}$$
$$A \subset B$$

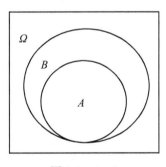

图 5-1　$A \subset B$

又如用 A 表示精神分裂症，B 表示重性精神病，当某人患精神分裂症 A 时，自然同时也是患重性精神病 B，所以 B 包含 A。

(2)若事件 A 包含事件 B，并且事件 B 也包含事件 A 或者说事件 A 发生当且仅当事件 B 发生，则称事件 A 与事件 B 相等，记为 $A = B$。

在例 5.1 中，若以 A 表示"两病人都有效"，B 表示"两病人无一人无效"，可见事件 A 与事件 B 相等。

$$A = B = \{\omega_1\} = \{(\text{有效，有效})\}$$

事实上相等的两个事件实际上是同一事件，只是表达方式不同而已。正如情感性精神病和躁郁症两个名词，都是指同一类疾病一样。

（3）若某事件发生当且仅当事件 A 与事件 B 中至少有一个发生，或者说当且仅当事件 A 发生或事件 B 发生，则称此事件为事件 A 与事件 B 的和，或事件 A 与事件 B 的并，记为 $A+B$ 或 $A \cup B$，如图 5-2 所示。

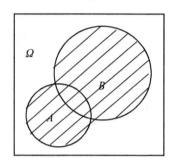

图 5-2　$A+B$ 或 $A \cup B$

在例 5.1 中，若以 A 表示"全无效"，B 表示"其中一人有效"，C 表示"最多一人有效"，则事件 C 是事件 A 与事件 B 之和，即 $C=A+B$ 或 $A \cup B$。

$$A = \{\omega_4\} = \{(\text{无效，无效})\}$$

$$B = \{\omega_2, \omega_3\} = \{(\text{有效，无效})，(\text{无效，有效})\}$$

$$C = A+B = \{\omega_4, \omega_2, \omega_3\} = \{(\text{无效，无效})，(\text{有效，无效})，(\text{无效，有效})\}$$

又如 A 表示"妄想，幻觉"，B 表示"幻觉，思维插入，被洞悉感"，C 表示"可见于精神分裂症的症状有多少"，显然

$$C = A+B = \{\text{妄想，幻觉，思维插入，被洞悉感}\}$$

4 个症状均见于精神分裂症，其中两个幻觉是重复的事件，只能计算一次。

（4）若某事件发生当且仅当事件 A 与事件 B 同时发生，或者说当且仅当事件 A 发生且事件 B 发生，则称此事件为事件 A 与事件 B 的积或交，记为 AB 或 $A \cap B$，如图 5-3 所示。

在例 5.1 中，若以 A 表示"两人疗效相同"，B 表示"至少有一人有效"，C 表示"全有效"，则当且仅当事件"两个疗效相同"与事件"至少有一人有效"同时发生，事件"全有效"才发生，故

$$C = AB$$

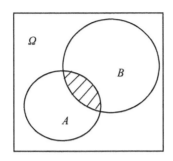

图 5-3　AB 或 $A \cap B$

$A = \{\omega_1, \omega_4\} = \{(有效，有效)，(无效，无效)\}$

$B = \{\omega_1, \omega_2, \omega_3\} = \{(有效，有效)，(有效，无效)，(无效，有效)\}$

$C = AB = \{(有效，有效)\}$

又如 A 表示"评论性幻听，妄想，情感淡漠等精神症状"，B 表示"评论性幻听，幻嗅，小动物幻觉"，C 表示"多见于精神分裂症的感知觉障碍"，显然

$$C = AB = \{(评论性幻听)\}$$

(5)若某事件发生当且仅当事件 A 发生而事件 B 不发生，则称此事件为事件 A 与事件 B 的差，记为 $A-B$，见图 5-4。

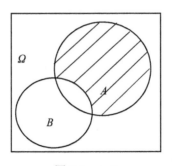

图 5-4　$A-B$

在例 5.1 中，若以 A 表示"疗效相同"，B 表示"全有效"，C 表示"全无效"，则 $C = A - B$。因为事件"全无效"发生当且仅当事件"疗效相同"发生而事件"全有效"不发生。

$$A = \{\omega_1,\ \omega_4\} = \{(有效,\ 有效),\ (无效,\ 无效)\}$$

$$B = \{\omega_1\} = \{(有效,\ 有效)\}$$

$$C = A - B = \{\omega_1,\ \omega_4\} - \{\omega_1\} = \{\omega_4\} = \{(无效,\ 无效)\}$$

又如 A 表示"认知障碍，情感障碍，意志障碍，行为障碍"，B 表示"情感障碍，意志障碍，行为障碍"，C 仅表示"认知障碍"，故

$$A = \{认知障碍,\ 情感障碍,\ 意志障碍,\ 行为障碍\}$$

$$B = \{情感障碍,\ 意志障碍,\ 行为障碍\}$$

$$C = A - B = \{认知障碍\}$$

（6）事件"A 不发生（或事件非 A）"称为 A 的对立事件，记为 $\overline{A}$，见图5-5。

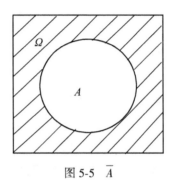

图5-5　$\overline{A}$

在例5.1中，若以 A 表示"疗效一致"，C 表示"疗效不一致"，可见 C 为 A 的对立事件，$C = \overline{A}$。反之，A 亦为 $\overline{A}$ 的对立事件，$A = \overline{\overline{A}}$，二者互逆。

$$A = \{\omega_1,\ \omega_4\} = \{(有效,\ 有效),\ (无效,\ 无效)\}$$

$$\overline{A} = \{\omega_2,\ \omega_3\} = \{(有效,\ 无效),\ (无效,\ 有效)\}$$

显然，$\overline{A} = \Omega - A$。

又如，A 为"功能性精神病"，$\overline{A}$ 则为"非功能性精神病"，Ω 为样本空间，表示"精神疾病"，故

$$\Omega = \{精神疾病\}$$

$$A = \{功能性精神病\}$$

$$\overline{A} = \{非功能性精神病\}$$

$$\overline{A} = \Omega - A = \{非功能性精神病\}$$

(7)若事件 A 与事件 B 不能同时发生，或者说 AB 是不可能事件，则称事件 A 与事件 B 互不相容，记为 $AB = \varnothing$，见图5-6。

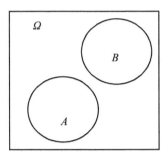

图5-6　$AB = \varnothing$

在例5.1中，若以 A 表示"全有效"，B 表示"全无效"，则在一次试验中是不可能同时发生事件 AB 的，故二者为互不相容事件，正如某人不可能同时"患精神分裂症"又"不患精神分裂症"。

$$A = \{\omega_1\} = \{(\text{有效，有效})\}$$
$$B = \{\omega_4\} = \{(\text{无效，无效})\}$$
$$AB = \varnothing$$

以上讨论了随机事件之间的关系及运算，这些与集合的关系运算是一致的，下一章讨论集合时将进一步说明。

第三节　概率的加法公式

概率是试验次数 n 逐渐增多时，频率 $f_n(A)$ 趋于相对稳定的一个常数，即事件 A 的概率，用 $P(A)$ 表示。

若事件 A_1，A_2，A_3，$\cdots$，A_n 两两互不相容，且其中任意两事件都互不相容，即 $A_iA_j = \varnothing$，$i \neq j$，则

$$P(A_1 + A_2 + \cdots + A_n) = P(A_1) + P(A_2) + \cdots + P(A_n) \tag{5.1}$$

或简写为

$$P\left(\sum_{i=1}^{n} A_i\right) = \sum_{i=1}^{n} P(A_i)$$

当 $n = 2$ 时，若事件 A_1，A_2 互不相容，则

$$P(A_1 + A_2) = P(A_1) + P(A_2) \tag{5.2}$$

47

式(5.1)、式(5.2)即概率的加法公式。

仍以例 5.1 为例，令 $P(A_1)$ 为"全有效"的概率，$P(A_1)=\frac{1}{4}$，$P(A_2)$ 为"仅一人有效"的概率，$P(A_2)=\frac{2}{4}$，$P(A_1+A_2)$ 为"至少一人有效"的概率，求 $P(A_1+A_2)$。由式(5.2)得

$$P(A_1+A_2)=P(A_1)+P(A_2)=\frac{1}{4}+\frac{2}{4}=\frac{3}{4}$$

此外，由概率的定义，可知概率具有如下性质：

(1)对每一事件 A，有 $0\le P(A)\le 1$。

(2)$P(\varnothing)=0$，$P(\Omega)=1$；不可能事件即空集 $\varnothing$ 的概率为 0，必然事件或样本空间的概率为 1。

(3)对于任何 A，皆有

$$P(A)=1-P(\overline{A}) \tag{5.3}$$

即事件 A 的概率等于样本空间的概率减去事件 A 的对立事件的概率 $P(\overline{A})$。

(4)若 $A\subset B$，则

$$P(B-A)=P(B)-P(A)) \tag{5.4}$$

(5)对任意的 A 与 B，皆有

$$P(A+B)=P(A)+P(B)-P(AB) \tag{5.5}$$

$$P(A+B+C)=P(A)+P(B)+P(C)-P(AB)-P(AC)-P(BC)+P(ABC) \tag{5.6}$$

式(5.5)、式(5.6)即概率的一般加法公式。

例 5.2 设精神分裂症的患病率为 4‰，躁郁症的患病率为 2‰，假定两事件互不相容，求两病的患病率。

解：令 $P(A_1)=4‰$，$P(A_2)=2‰$，求 $P(A_1+A_2)$。

由式(5.2)得

$$P(A_1+A_2)=P(A_1)+P(A_2)=4‰+2‰=6‰$$

第四节　条件概率与乘法公式

上文讨论的事件概率总是在某个随机试验中来考虑的，而随机试验又是在一定的条件 S 下来考虑的。如果除了条件 S 之外，不再附加任何别的条

件，则称这种概率为无条件概率(unconditional probability)，即无附加条件下的概率。

若 A，B 是随机事件中(或条件下)的两个事件，$P(A) \neq 0$，即"事件 A 已发生"，事件 B 的概率为事件 A 已发生的条件下 B 的条件概率(conditional probability)，简称 B 在 A 之下的条件概率，记为 $P(B \mid A)$，公式如下：

$$P(B \mid A) = \frac{P(AB)}{P(A)} \qquad (5.7)$$

式中，$P(AB)$ 为 A，B 两个条件同时发生时的概率；$P(A)$ 为 A 发生时的概率。

在例5.1中，已知两个患者接受同一药物治疗的所有结果为：$\Omega = \{($有效，有效)，(有效，无效)，(无效，有效)，(无效，无效$)\}$，$A =$ "第一个患者有效"，$P(A) \neq 0$，$B =$ "第二个患者有效"，求事件 A 已发生时 B 的条件概率 $P(B \mid A)$。

已知 $P(A) = \dfrac{2}{4}$，$P(AB) = \dfrac{1}{4}$，求 $P(B \mid A)$。

由式(5.7)得

$$P(B \mid A) = \frac{P(AB)}{P(A)} = \frac{\dfrac{1}{4}}{\dfrac{2}{4}} = \frac{1}{2}$$

可见事件 A 发生时 B 的条件概率 $P(B \mid A)$ 为50%。

例5.3 某研究统计了200例精神分裂症和躁郁症病人的幻听症状，见表5-1。问：幻觉存在时，患精神分裂症的概率是多少，患躁郁症的概率是多少？幻觉不存在时，患两种疾病的概率各是多少？

表5-1 　　　　　　　　　　**精神分裂症、躁郁症与幻觉的关系表**

病　种	幻　觉		合计
	存在	不存在	
分裂症	75	25	100
躁郁症	45	55	100
合　计	120	80	200

解：令 A_1 = "幻觉存在事件"，A_2 = "患精神分裂症事件"，A_3 = "患躁郁症事件"，$\overline{A}_1$ = "幻觉不存在事件"。

由表 5-1 得

$$P(A_1) = \frac{120}{200}, \quad P(A_1A_2) = \frac{75}{200}, \quad P(A_1A_3) = \frac{45}{200}$$

$$P(\overline{A}_1A_2) = \frac{25}{200}, \quad P(\overline{A}_1A_3) = \frac{55}{200}, \quad P(\overline{A}_1) = \frac{80}{200}$$

求 $P(A_2 \mid A_1)$，$P(A_3 \mid A_1)$，$P(A_2 \mid \overline{A}_1)$，$P(A_3 \mid \overline{A}_1)$。

由式(5.7)得

$$P(A_2 \mid A_1) = \frac{P(A_1A_2)}{P(A_1)} = \frac{75/200}{120/200} = \frac{75}{120} = 0.625$$

$$P(A_3 \mid A_1) = \frac{P(A_1A_3)}{P(A_1)} = \frac{45/200}{120/200} = \frac{45}{120} = 0.375$$

$$P(A_2 \mid \overline{A}_1) = \frac{P(\overline{A}_1A_2)}{P(\overline{A}_1)} = \frac{25/200}{80/200} = \frac{25}{80} = 0.3125$$

$$P(A_3 \mid \overline{A}_1) = \frac{P(\overline{A}_1A_3)}{P(\overline{A}_1)} = \frac{55/200}{80/200} = \frac{55}{80} = 0.6875$$

在实际运用时，我们时常不知道某一事件的概率，当试验次数增加到 n（n 足够大）次时，由于频率稳定于概率，故常以频率代替概率，本例就是如此。

当 $P(A) > 0$，由式(5.7)得概率的乘法公式(probability multiplication formula)：

$$P(AB) = P(A)P(B \mid A) \tag{5.8}$$

在例 5.1 中，设 A = "第一个患者有效"，B = "第二个患者有效"，求 A，B 同时发生的概率，即两患者都有效的概率。

已知 $P(A_1) = \frac{2}{4}$，$P(B \mid A) = \frac{1}{2}$，求 $P(AB)$。

由式(5.8)得

$$P(AB) = P(A)P(B \mid A) = \frac{2}{4} \times \frac{1}{2} = \frac{1}{4}$$

例 5.4　设患精神分裂症时，幻觉产生的条件概率为 75%，分裂症占住院病人的85%，求住院病人中患精神分裂症同时具有幻觉症状的概率。

解：令$P(A) = 85\%$，$P(B \mid A) = 75\%$，求$P(AB)$。

由式(5.8)得

$$P(AB) = 85\% \times 75\% = 63.75\%$$

第五节　全概率公式

如果A_1，A_2，$\cdots$，A_n互不相容，且$P(A_i) > 0 (i = 1, 2, \cdots, n)$；又$A_1 + A_2 + \cdots + A_n = \Omega$，即这些事件之和等于样本空间$\Omega$，故称$A_1$，$A_2$，$\cdots$，$A_n$分别为样本空间的一个划分，则对于事件$B$皆有

$$P(B) = \sum_{i=1}^{n} P(A_i) P(B \mid A_i) \tag{5.9}$$

式(5.9)称为全概率公式(total probability formula)。

例5.5　用某诊断标准对人群中神经症进行调查，已知该标准对神经症的敏感性为85%，假阳性率为4%，该病的患病率约1%。问：该诊断标准实际从人群中检查出神经症和非神经症的概率是多少？

解：令D="实际有病"，$\overline{D}$="实际无病"，T_+="检查出有病"，T_-="检查无病"，即求$P(T_+)$，$P(T_-)$。

由题意可知：

(1)人群中患本病的概率$P(D) = 0.01$，该诊断标准的敏感性即D发生时，T_+的条件概率$P(T_+ \mid D) = 0.85$。相反，D发生时，T_+的对立事件T_-的条件概率$P(T_- \mid D) = 0.15$。

(2)人群中非本病概率为$P(\overline{D}) = 0.99$，诊断标准的假阳性率即$\overline{D}$发生时，T_+的条件概率$P(T_+ \mid D) = 0.04$。相反，$\overline{D}$发生时T_+的对立事件T_-的条件概率$P(T_- \mid \overline{D}) = 0.96$，将以上分析作一树形图(图5-7)表示。

由概率的乘法公式(5.8)得

$$P(DT_+) = P(D)P(T_+ \mid D) = 0.01 \times 0.85 = 0.0085 \tag{1}$$

$$P(DT_-) = P(D)P(T_- \mid D) = 0.01 \times 0.15 = 0.0015 \tag{2}$$

$$P(\overline{D}T_+) = P(\overline{D})P(T_+ \mid \overline{D}) = 0.99 \times 0.04 = 0.0396 \tag{3}$$

$$P(\overline{D}T_-) = P(\overline{D})P(T_- \mid \overline{D}) = 0.99 \times 0.96 = 0.9504 \tag{4}$$

则

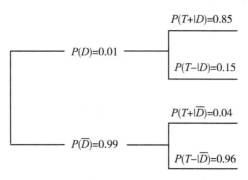

图 5-7　样本空间的划分及其概率

$$P(T_+) = P(DT_+) + P(\overline{D}T_+) = 0.0085 + 0.0396 = 0.0481$$

$$P(T_-) = P(DT_-) + P(\overline{D}T_-) = 0.0015 + 0.9504 = 0.9519$$

$$P(T) = P(T_+) + P(T_-) = 0.0481 + 0.9519 = 1$$

将(1)、(2)、(3)、(4)相加，即

$$P(T) = \sum_{i=1}^{n} P(D_i) P(T \mid D_i)$$

此式与式(5.9)相同。

第六节　Bayes 公式在诊断中的应用

设 A_1，A_2，$\cdots$，A_n 为两两互不相容的一完备事件组，$P(B) > 0$，由概率的乘法公式(5.8)

$$P(A_i B) = P(B) P(A_i \mid B) = P(A_i) P(B \mid A_i)$$

得

$$P(A_i \mid B) = \frac{P(A_i) P(B \mid A_i)}{P(B)}$$

再利用全概率公式(5.9)代入，得 Bayes 公式

$$P(A_i \mid B) = \frac{P(A_i) P(B \mid A_i)}{\sum_{i=1}^{n} P(A_i) P(B \mid A_i)} \tag{5.10}$$

式中，$P(A_i)$ 表示先验概率(prior probability)，它反映了某种疾病发生的可能性大小，常用患病率代替或由经验给出。$P(A_i \mid B)$ 为在 B(代表某类症

状)发生下 A_i(代表某种疾病)的条件概率,亦称后验概念(posterior probability)。$P(B \mid A_i)$ 表示某种疾病 A_i 已发生时,某症状 B 的条件概率。当 Bayes 公式用于判别 S_m 个指标的 A_g 类疾病时,式(5.10)常改写为

$$P(A_g \mid S_1, S_2, \cdots, S_m) = \frac{P(A_g)P(S_1 \mid A_g)\cdots P(S_m \mid A_g)}{\sum\limits_{G=1}^{g} P(A_g)P(S_1 \mid A_g)\cdots P(S_m \mid A_g)} \quad (5.11)$$

式中,A_1,A_2,$\cdots$,A_g 表示疾病类别;S_1,S_2,$\cdots$,S_m 表示某种样品的 S_m 个指标值,相当于各症状的评分值。

在例 4.6、例 4.7 中,已将例 4.2 的 9 个样品进行了系统聚类和逐步聚类分析,两类聚类方法均将 9 个样品聚为三类。结合临床判断,这三种分类分别与三种功能性精神疾病的临床特点相吻合,即第一类相当于抑郁症,第二类相当于躁狂症,第三类相当于精神分裂症。对各类所包括的样品的各指标等级评分值(分为 0、1、2、3、4 五个级别),求其频率 f,相当于求某疾病发生时,该症状在各等级评分的条件概率,见表 5-2。

如第一类包括样品 1、2、3,这三个样品的第一个指标 X_1 的评分为:4 分 2 人,3 分 1 人,2 分、1 分、0 分均无评分,计算其频率如下:

$$f(0\,\text{分}) = 0$$

$$f(1\,\text{分}) = 0$$

$$f(2\,\text{分}) = 0$$

$$f(3\,\text{分}) = \frac{1}{3} = 0.33$$

$$f(4\,\text{分}) = \frac{2}{3} = 0.76$$

表 5-2   **三种疾病各指标的条件概率表**

编号	指标	分 类			
		等级	A_1	A_2	A_3
X_1	思维迟缓	0	0	1	0
		1	0	0	0
		2	0	0	0.33
		3	0.33	0	0.33
		4	0.67	0	0.33

续表

编号	指标	分　类			
		等级	A_1	A_2	A_3
X_2	思维加速	0	1	0	1
		1	0	0	0
		2	0	0.33	0
		3	0	0.33	0
		4	0	0.33	0
X_3	思维怪异	0	0.33	0.67	0
		1	0.67	0.33	0
		2	0	0	0
		3	0	0	0.33
		4	0	0	0.67
X_4	抑郁心境	0	0	1	1
		1	0	0	0
		2	0.33	0	0
		3	0.33	0	0
		4	0.33	0	0
X_5	情绪高涨	0	1	0	1
		1	0	0	0
		2	0	0.33	0
		3	0	0.33	0
		4	0	0.33	0
X_6	情感淡漠	0	1	1	0
		1	0	0	0
		2	0	0	0
		3	0	0	0.33
		4	0	0	0.67

续表

编号	指标	分类			
		等级	A_1	A_2	A_3
X_7	活动增多	0	1	0	1
		1	0	0	0
		2	0	0.33	0
		3	0	0.33	0
		4	0	0.33	0
X_8	活动减少	0	0	1	0
		1	0	0	0.33
		2	0.33	0	0.33
		3	0.67	0	0
		4	0	0	0.33
X_9	行为怪异	0	1	1	0
		1	0	0	0
		2	0	0	0.67
		3	0	0	0.33
		4	0	0	0

例 5.6 采用前述简易功能性精神病鉴别诊断量表对某患者进行评定，评分结果为：$X_1 = 4$，$X_2 = 0$，$X_3 = 0$，$X_4 = 4$，$X_5 = 0$，$X_6 = 1$，$X_7 = 0$，$X_8 = 3$，$X_9 = 0$。假设某项研究表明三种疾病的患病率分别为：抑郁症 2‰，躁狂症 1‰，精神分裂症 4‰，问该受检者诊断为哪种疾病的概率最大？

解：查表 5-2 得 S_m 在 A_g 下的条件概率 $P(S_m \mid A_g)$ 分别为：

$S_1 = (0.6,\ 0,\ 0.33)$，　　$S_2 = (1,\ 0,\ 1)$

$S_3 = (0.33,\ 0.67,\ 0)$，　　$S_4 = (0.33,\ 0,\ 0)$

$S_5 = (1,\ 0,\ 1)$，　　$S_6 = (0,\ 0,\ 0)$

$S_7 = (1,\ 0,\ 1)$，　　$S_8 = (0.67,\ 0,\ 0)$

$S_9 = (1,\ 1,\ 0)$

注意：表中为 0 的各值计算时均取值 0.1 计算，以免算得值为 0。

已知 $P(A_1) = 2‰$，$P(A_2) = 1‰$，$P(A_3) = 4‰$，求 $P(A_g \mid S_1 \text{、} S_2 \text{、} \cdots \text{，}$

S_m)。

由式(5.11)得

$$P(A_1)P(S_1 \mid A_1)P(S_2 \mid A_1)\cdots P(S_9 \mid A_1) = 0.002 \times 0.67 \times \cdots \times 1 = 9.777 \times 10^{-6}$$

$$P(A_2)P(S_1 \mid A_2)P(S_2 \mid A_2)\cdots P(S_9 \mid A_2) = 0.001 \times 0.1 \times \cdots \times 1 = 6.7 \times 10^{-11}$$

$$P(A_3)P(S_1 \mid A_3)P(S_2 \mid A_3)\cdots P(S_9 \mid A_3) = 0.004 \times 0.33 \times \cdots \times 1 = 1.32 \times 10^{-8}$$

$$\sum_{G=1}^{3} P(A_g)P(S_1 \mid A_g)P(S_2 \mid A_g)\cdots P(S_m \mid A_g) = 9.79 \times 10^{-6}$$

$$P(A_1 \mid S_1, S_2, \cdots, S_g) = \frac{P(A_1)P(S_1 \mid A_1)P(S_2 \mid A_1)\cdots P(S_9 \mid A_1)}{\sum\limits_{G=1}^{3} P(A_g)P(S_1 \mid A_g)P(S_2 \mid A_g)\cdots P(S_9 \mid A_g)}$$

$$= \frac{9.777 \times 10^{-6}}{9.79 \times 10^{-6}} = 0.9986$$

$$P(A_2 \mid S_1, S_2, \cdots, S_g) = \frac{P(A_2)P(S_1 \mid A_2)P(S_2 \mid A_2)\cdots P(S_9 \mid A_2)}{\sum\limits_{G=1}^{3} P(A_g)P(S_1 \mid A_g)P(S_2 \mid A_g)\cdots P(S_9 \mid A_g)}$$

$$= \frac{6.7 \times 10^{-11}}{9.79 \times 10^{-6}} = 6.84 \times 10^{-6}$$

$$P(A_3 \mid S_1, S_2, \cdots, S_g) = \frac{P(A_3)P(S_1 \mid A_3)P(S_2 \mid A_3)\cdots P(S_9 \mid A_3)}{\sum\limits_{G=1}^{3} P(A_g)P(S_1 \mid A_g)P(S_2 \mid A_g)\cdots P(S_9 \mid A_g)}$$

$$= \frac{1.32 \times 10^{-8}}{9.79 \times 10^{-6}} = 1.35 \times 10^{-3}$$

从计算结果可知，该患者诊断为第一类疾病即抑郁症的概率最大，为99.86%。从该患者的量表评分结果来看也以思维迟缓(X_1)、抑郁心境(X_4)、活动减少(X_8)三项症状的评分最高。可见 Bayes 公式判别的结果与临床情况是相符合的。

由于 Bayes 公式用于判别分析时，所得结果为 A_g 类疾病的后验概率 $P(A_g \mid S_m)$，故可以此值估计诊断的可靠性程度。又由于 Bayes 公式应用了先验概率 $P(A_g)$，更有助于提高鉴别诊断的灵敏度。但问题在于先验概率不易知道，在大样本情况下有时用频率来代替 $P(A_g)$，有时也可将各类疾病的先验概率取值为相等，此时 Bayes 公式与最大似然法所得结果完全相同。此外，Bayes 公式要求各指标是相互独立的，这点在实际工作中很难做到，可见 Bayes 公式在使用时有一定的局限性。

第七节　最大似然法在诊断中的应用

最大似然发建立在独立事件的乘法定律基础之上。设有 m 个指标 S_1，S_2，$\cdots$，S_m 时，可根据下列公式求得似然值：

$$L_g = P(S_1 \mid A_g)P(S_2 \mid A_g)\cdots P(S_m \mid A_g)$$

$$= \prod_{j=1}^{m} P(S_j \mid A_g) \tag{5.12}$$

式中，$P(S_j \mid A_g)(g=1, 2, \cdots, n; j=1, 2, \cdots, n)$ 表示 A_g 类疾病中指标 S_m 取值为 S_j 的条件概率；$\prod$ 为连乘符号。

如果对于某一样品，已知各 $P(S_j \mid A_g)$ 值，就可按式(5.12)求得 A_g 类疾病的 L 值。选择最大的 L 值，判断为该样品属于 A_g 类疾病，这就是最大似然法。

例 5.7　仍以例 5-6 中某患者的评分为例，$X_1 = 4$，$X_2 = 0$，$X_3 = 0$，$X_4 = 4$，$X_5 = 0$，$X_6 = 1$，$X_7 = 0$，$X_8 = 3$，$X_9 = 0$，问该患属于哪种疾病的可能性最大?

解：由表 5-2 查得各 $P(S_j \mid A_g)$ 值，其中 0 分在计算时仍以 0.1 代替。

由式(5.12)得

$$L_1 = 0.67 \times 1 \times \cdots \times 1 = 4.8885 \times 10^{-3}$$

$$L_2 = 0.1 \times 0.1 \times \cdots \times 1 = 6.7 \times 10^{-7}$$

$$L_3 = 0.33 \times 1 \times \cdots \times 0.1 = 3.3 \times 10^{-6}$$

显然 L_1 的值最大，这一结果与 Bayes 公式的结果一致。这两种方法均适用于计数资料，故在精神科较为适用。

使用最大似然法需注意以下几个问题：

(1)最大似然法建立在独立事件乘法定律的基础之上，它要求各指标 X_m 间必须互相独立，各病种 A_g 间必须互斥，而实际上不容易满足此条件，模型计算的结果常常是近似值。

(2)本方法需用频率来估计条件概率，这要求样本足够大才行，否则模型的分值就不够稳定。

(3)本方法关心 L_g 值的相对大小，以最大的作出判断，当最大值与次大值相差较小时，结论要谨慎。

(4)误诊在所难免。事实上现有的任何诊断模型或方法均是如此。

(5)当某 $P(S_j \mid A_g) = 0$ 时，则计算结果 L_g 为 0，这显然与实际情况不符，为避免 L_g 为 0，可以用足够小的正数代替，以求得 L_g 值。

(6)在指标 X_m 的选择上最好采用聚类分析与临床相结合的方法，使其更具鉴别意义，即各类疾病间的差异越大越好。

第八节　距离公式在诊断中的应用

笔者在研究开发"精神疾病计算机诊断系统(CSPD)"时，曾提出适用于数理诊断的理论假设："任一属于系统的元素或子系统应与该系统的距离最近。"并采用距离公式(L_1)结合逻辑判断，成功地完成了 CSPD 的研究。其信度、效度均非常满意。

在第四章关于资料的数据处理与分析中，已介绍了 L_2 距离(欧氏距离)和 L_1 距离(绝对值距离)，公式分别为：

$$d_{ij}^{(2)} = \sqrt{\sum_{k=1}^{m} (X_{ik} - X_{jk})^2}$$

$$d_{ij}^{(1)} = \sum_{k=1}^{m} \mid X_{ik} - X_{jk} \mid$$

距离是将一个样品看作 m 维空间的一个点，在空间定义距离，将距离较近的点视为一类，距离较远的点视为不同类。当已知 A_g 类疾病 m 个指标的值以后(可用同类疾病各样品的各个指标均值求得)，对某个新的样品即可用计算距离的方法确定它与 A_g 类疾病(空间中的各个点)中哪个距离最近，距离最近的那个点就是样品所属的那个疾病分类。距离公式适用于计数和计量资料。

例 5.8　由系统聚类分析结果与临床经验判断，可知表 4-2 中 9 个样品分为三类是合理的，即 $A_1 = \{1, 2, 3\}$，$A_2 = \{4, 5, 6\}$，$A_3 = \{7, 8, 9\}$。计算三类疾病各样品指标的均值(重心)得表 5-3。已知某患者(y)的各指标评分与例 5.6 相同，即 $X_1 = 4$，$X_2 = 0$，$X_3 = 0$，$X_4 = 4$，$X_5 = 0$，$X_6 = 1$，$X_7 = 0$，$X_8 = 3$，$X_9 = 0$。问：采用距离法判别该患者应诊断为哪类疾病?

解：由 L_1 距离公式得

$$d_{yA_1} = \mid 4-3.7 \mid + \mid 0-0 \mid + \cdots + \mid 0-0 \mid = 3.3$$

$$d_{yA_2} = \mid 4-0 \mid + \mid 0-3 \mid + \cdots + \mid 0-0 \mid = 21.3$$

$$d_{yA_3} = \mid 4-3 \mid + \mid 0-0 \mid + \cdots + \mid 0-2.3 \mid = 14.4$$

表 5-3　　　　　　　　　　　三类疾病各指标的重心

指标	A_1	A_2	A_3
X_1	3.7	0	3
X_2	0	3	0
X_3	0.7	0.3	3.7
X_4	3	0	0
X_5	0	3	0
X_6	0	0	3.7
X_7	0	3	0
X_8	2.7	0	2.3
X_9	0	0	2.3

从计算结果来看，该患者 (y) 与 A_1 类抑郁症的距离最近（3.3），故将该患判断为 A_1 类疾病的可能性最大。这一结论与前述 Bayes 公式法、最大似然法的结果一致。若采用 L_2 距离法（欧氏距离）结果也会一致，L_2 距离与 L_1 距离公式的差异只是消除负号的方式不同。

第六章　模糊数学与数理诊断

第一节　普通集合及其运算

一、基本概念

模糊数学的诞生是以 1965 年 L. A. Zadeh《模糊集合》一文的发表为标志的。正如模糊数学是在模糊集合基础上发展起来的一样，模糊集合的概念又是普通集合的拓宽。集合论已成为现代数学的基础，为了更为深刻地理解模糊集合，首先应对普通集合的概念有个基本了解。

所谓集合(set)，是具有某种特定属性的对象的全体。例如功能性精神病、器质性精神病、医学生等都是集合，每个集合里通常包含有若干个体，这些个体称为集合中的元素(element)，简称为元。例如精神分裂症是功能性精神病集合中的一个元素，外伤伴发的精神障碍是器质性精神障碍中的一个元素。可见，同一集合中的元素都具有某种共同性质，人们可以根据这些性质来判断某个对象是否属于该集合。集合所包含的全体对象叫全集合(universal sets)，作为讨论的范围，又叫作论域(domain of discourse)。以大写字母表示集合，如 A，B，C，D，集合中的元素用小写字母表示，如 a，b，c，d。普通集合中的每一个元素是否属于某集合总是能清楚的区分，要么属于，要么不属于，不存在中间状态。引进符号 $\in$ 表示属于，$\notin$ 表示不属于。如元素 a 属于集合 Y，不属于集合 X，可记为

$$a \in Y,\ a \notin X$$

集合的表示方法有如下三种：

1. 列举法(enumeration method)

列举法是把集合中的所有元素一一列举，并用花括号括起来。这种方法适合有限个、较少元素的集合，例如

神经症＝｛癔症性神经症，恐怖性神经症，强迫性神经症，焦虑性神经症，疑病性神经症，神经衰弱，其他神经症｝

2. 定义法(definition method)

定义法用集合中元素的共性来描述或定义集合。此法适合无限多个元素的集合，例如

$$A = \{X \mid X \text{ 为智能低下，IQ}<80\}$$

花括号中 X 表示集合的元素，竖杠的右边表示元素 X 的共性或定义。

3. 特征函数(characteristic function)

即用特征函数值来表示元素是否属于某集合的方法，此法给元素赋予了特征函数值。如有 5 个精神病人 X_1，X_2，X_3，X_4，X_5，分别诊断为精神分裂症或躁郁症，记为：

$$\text{精神分裂症} = \frac{1}{X_1} + \frac{0}{X_2} + \frac{0}{X_3} + \frac{1}{X_4} + \frac{1}{X_5}$$

$$\text{躁郁症} = \frac{0}{X_1} + \frac{1}{X_2} + \frac{1}{X_3} + \frac{0}{X_4} + \frac{0}{X_5}$$

式中的加号并非表示数值相加，仅表示列举分母为元素的名称，分子为该元素的特征函数，分数线不表示相除。

集合中的元素个数叫做该集合的基数(cardinal number)。A 集合的基数，记作 $n(A)$。如神经症集合的基数是 7，即 $n(\text{神经症}) = 7$。基数(或元素)为有限数的集合称为有限集(finite set)，基数为无限数时，称为无限集(infinite set)，例如：

$$\{X \mid X \text{ 为奇数}\}$$

$$\{X \mid X \text{ 为偶数}\}$$

子集合(subset)：某集合 A 的元素全部包含于另一个集合 B，我们称集合 A 是集合 B 的子集合(简称子集)，记为

$$A \subset B \quad \text{或} \quad B \supset A$$

读作 B 包含 A，或 A 被 B 包含。

若集合 A 不是集合 B 的子集，则记为

$$A \not\subset B \quad \text{或} \quad B \not\supset A$$

读作 B 不包含 A，或 A 不被 B 包含。

集合 A 作为集合 B 的子集的必要充分条件是：在集合 A 中任取一元素 X，此元素必定同时属于集合 B。以符号 $\forall X$ 表示"任意每一个 X"，则上述

条件表示：

若 $\forall X \in A$ 都有 $X \in B$，则 $A \subset B$。

空集（empty set）：当 $n(A) = 0$ 时，即集合 A 中不包含任何元素，这样的集合叫空集，以符号 $\varnothing$ 表示。例如：

$$A = \{X \mid X \text{ 为一出生就是人格障碍}\} = \varnothing$$

$$B = \{X \mid X \text{ 为精神发育迟滞，IQ>120}\} = \varnothing$$

全集（universal sets）：由集合的全体元素构成的集合，以符号 U 表示。由于全集符合子集的条件，若 $\forall X \in A$，必有 $X \in A$，故 $A \subset A$，即任一集合均可作为本身的集合。

以上空集和全集是两个特殊的子集。

一个集合可以包含 2^n 个不同的子集，n 为元素个数。一个含有两个元素的集合 $A = \{a, b\}$，可有如下子集：

(1)不含元素的子集，即空集 $\varnothing$，有一个；

(2)含有一个元素的子集，有两个：$\{a\}$，$\{b\}$；

(3)含有两个元素的子集，即全集，有一个。

可见集合 A 的全部子集数为 $1+2+1=4$。

同样，已知集合 A 的元素为 2，由 2^n 得 $2^2 = 4$。

二、集合的运算

在本书第五章第二节的随机事件间的关系与运算中，已述及随机事件的"并"、"交"等关系和运算，集合的关系与运算与其基本一致，简述如下：

(1)集合 B 包含集合 A，记为 $A \subset B$，如图 6-1 所示。例如，功能性精神病集合 B 包含躁郁症集合 A，即 $A \subset B$。

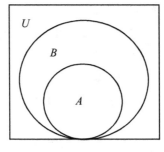

图 6-1　$A \subset B$

（2）A集合和B集合的并集，记为A∪B，既包括属于A的元素，也包括属于B的元素，由A集合和B集合合并而成，但重复的部分只能计算一次，如图6-2所示。

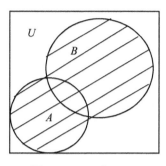

图6-2 $A+B$ 或 $A\cup B$

例 6.1 $A\cup B=\{X\mid X\in A$ 或 $X\in B\}$，某精神分裂症患者有症状：幻听 a、被害妄想 b、冲动行为 c、情感淡漠 d；某躁狂症患者有症状：幻听 a、情感高涨 e、易激惹 f、言语增多 g。请问两个患者一共有多少种症状？

解：已知 $A=\{a, b, c, d\}$，$B=\{a, e, f, g\}$，一共有多少症状即求两患者症状集合的并集：

$$A\cup B=\{X\mid X\in A \text{ 或 } X\in B\}=\{a, b, c, d, e, f, g\}$$

此例的症状 a 在两个患者重复出现，由 $A\cup B$ 的定义，只能记为一次，故全部症状有7个。

（3）集合 A 与集合 B 的交集，即集合 A、集合 B 中的共有元素所构成的一个集合，记为 $A\cap B$，如图6-3所示。$A\cap B$ 可表示为 $A\cap B=\{X\mid X\in A$ 且 $X\in B\}$。

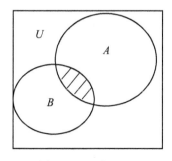

图6-3 AB 或 $A\cap B$

例如，求在例 6.1 中两患者共同的症状是多少。已知 $A = \{a, b, c, d\}$，$B = \{a, e, f, g\}$，共同具有的症状相当于求集合的交集：

$$A \cap B = \{X \mid X \in A \text{ 且 } X \in B\} = \{a\}$$

(4) A 集的补集，即在论域 U 中，除 A 集的元素以外的集合，记为 $\overline{A}$，如图 6-4 所示。$\overline{A}$ 表示为：

$$\overline{A} = \{X \mid X \notin A, X \in U\} = U - A$$

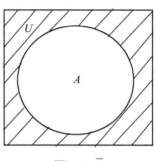

图 6-4　$\overline{A}$

例 6.2　设功能性精神病的全部症状有 10 个（这里只是假设），$n = 10$，即 $a =$ 幻听，$b =$ 被害妄想，$c =$ 冲动行为，$d =$ 情感淡漠，$e =$ 情感高涨，$f =$ 易激惹，$g =$ 言语增多，$h =$ 抑郁心境，$i =$ 言语减少，$j =$ 活动减少。已知某患者 A 具有 a，b，c，d 四个症状，问不属于 A 的功能性精神症状 ($\overline{A}$) 有多少？即求 A 集合的补集 $\overline{A}$。

解：$\overline{A} = U - A$
$$= \{a, b, c, d, e, f, g, h, i, j\} - \{a, b, c, d\}$$
$$= \{e, f, g, h, i, j\}$$

(5) A 与 B 集合的差集，即只属于集合 A，不属于集合 B 的元素组成的集合，记为 $A - B$ 或 A / B，如图 6-5 所示。$A - B$ 表示为

$$A - B = \{X \mid X \in A, X \notin B\}$$

在例 6.1 中，若问患者 A 不同于患者 B 的症状是哪些？则

$$A = \{a, b, c, d\}$$
$$B = \{a, e, f, g\}$$
$$A - B = \{a, b, c, d\} - \{a, e, f, g\} = \{b, c, d\}$$

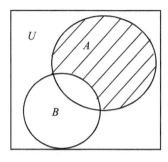

图 6-5　$A-B$

显然这些只是去掉了相同部分的集合，即仅属于 A 的症状。

为了将集合与概率中涉及的关系运算比较一下，列表 6-1，可见二者的关系是一致的。

表 6-1　　　　　　事件间关系与运算和集合间关系与运算对照表

记号	概率论	集合论
Ω 或 U	样本空间，必然事件	全集或论域
$\varnothing$	不可能事件	空集
e	样本点	元素
A	事件	子集
$\overline{A}$	A 的对立事件	A 的补集
$A \subset B$	事件 A 发生导致事件 B 发生	A 是 B 的子集
$A=B$	事件 A 与事件 B 相等	A 与 B 相等
$A \cup B(A+B)$	事件 A 与事件 B 至少有一个发生	A 与 B 的并集
$A \cap B(AB)$	事件 A 与事件 B 同时发生	A 与 B 的交集
$A-B(A/B)$	事件 A 发生而事件 B 不发生	A 与 B 的差集
$A \cap B=\Phi$	事件 A 和事件 B 互不相容	A 与 B 没有相同元素

第二节　模糊集合及其运算

一、模糊集合

在分析精神病理现象的本质属性时，曾提到模糊性是其属性之一。对评

65

定量表有所了解的读者，可能会有同样的感受，即给每一个条目制定评分标准或依据某一评分标准对某患者的症状进行评分时，很难找到一个明确的界限划分出评分等级，就是说症状的存在与否，严重程度如何，不能简单地用0或1来表示。如果用普通集合的特征函数来描述，就只能取值0或1，即$\{0, 1\}$集合。如对患者的情感淡漠条目下情感平淡的评分，只能要么存在$(\mu_A(X) = 1)$，要么不存在$(\mu_A(X) = 0)$。可见用普通集合的特征函数来描述精神病理现象难以反映其数值特征。因为情感平淡这一症状实质是情感的反应性减退表现，比情感淡漠的严重程度要轻，轻到什么程度通常只能凭经验判断，比起正常情感显然又是格格不入的。情感淡漠这一病理概念实际是一个模糊概念，为了能对其进行量的描述，将普通集合的$\{0, 1\}$取值扩大到$[0, 1]$区间连续取值，更能反映这一症状的数值特征。这就需要引进模糊集合概念。

模糊集合(fuzzy sets)是普通集合的扩展，用大写字母下加一波浪表示，如$\underset{\sim}{A}$，$\underset{\sim}{B}$等。模糊集合的特征函数叫做从属函数(subordinate function)，记作$\mu_{\underset{\sim}{A}}(X)$。$\mu_{\underset{\sim}{A}}(X)$表示元素$X$属于模糊集合$\underset{\sim}{A}$的程度或"资格"，其取值范围在$[0, 1]$区间连续取值，因此很适合表现元素属于某一模糊集合的各种暧昧状态。如对某患者的抑郁心境，就可以在$[0, 1]$区间连续取值。$\mu_{\underset{\sim}{A}}(X) = 1$表示该患肯定具有该症状，$\mu_{\underset{\sim}{A}}(X) = 0.5$表示不能肯定或中等程度存在此症状，$\mu_{\underset{\sim}{A}}(X) = 0.8$表示在很大程度上存在此症状。若对某患者在某种症状上偏重的严重程度进行描述，则用$\mu_{\underset{\sim}{A}}(X) = 0.85$或$\mu_{\underset{\sim}{A}}(X) = 0.8$，$\mu_{\underset{\sim}{A}}(X) = 0.75$来表示。

这样一来，大量的模糊信息就不至于因简单地取值0或1而被丢掉。模糊集合中的从属函数的确定可以是经验的、主观的，也可以由某个权威给出，它带有约定的性质，即某种倾向性的评价或结论。事实上，不可能有对任何问题、任何人都适用的确定从属函数的方法，毕竟它是主观性反映。如果已存在统一的、公认的确定性方法的话，也就无所谓"模糊性"了。

二、模糊集合的运算

前面已讨论了普通集合的基本关系与运算，模糊集合是普通集合的扩展，对于模糊集合的基本运算再作简要说明。

(1)相等(equality)：指从属函数全部相同的两个模糊集合，对所有元素X，若有

$$\mu_{\underset{\sim}{A}} = \mu_{\underset{\sim}{B}} \qquad (6.1)$$

则 $\underset{\sim}{A} = \underset{\sim}{B}$。

（2）$\underset{\sim}{A}$ 的补集合：指在论域 U 中，不属于集合 $\underset{\sim}{A}$ 的模糊集合，记为 $\overline{\underset{\sim}{A}}$，具有从属函数

$$\mu_{\overline{\underset{\sim}{A}}}(X) = 1 - \mu_{\underset{\sim}{A}}(X) \qquad (6.2)$$

模糊集合 $\overline{\underset{\sim}{A}}$ 就是 $\underset{\sim}{A}$ 的补集。例如，$\underset{\sim}{A}$ 代表模糊集合"情感高涨"，对于某一躁狂病人 X 而言，$\mu_{\underset{\sim}{A}}(X) = 0.85$，那么他的"非情感高涨"的从属函数为 $\mu_{\overline{\underset{\sim}{A}}}(X) = 1 - 0.85 = 0.15$。

（3）空模糊集合：元素 X 从属于模糊集合 $\underset{\sim}{A}$ 的程度为 0，即 $\mu_{\underset{\sim}{A}}(X) = 0$，记作 $\varnothing$。

（4）全集和：元素 X 从属于模糊集合 $\underset{\sim}{A}$ 的程度为 1，即 $\mu_{\underset{\sim}{A}}(X) = 1$，空集合与全集和互为补集。

（5）包含关系（inclusion relation）：对于全部元素 X，若有 $\mu_{\underset{\sim}{B}}(X) \leqslant \mu_{\underset{\sim}{A}}(X)$，则称为模糊集合 $\underset{\sim}{A}$ 包含模糊集合 $\underset{\sim}{B}$，记为 $\underset{\sim}{B} \subset \underset{\sim}{A}$，这时也叫 $\underset{\sim}{B}$ 是 $\underset{\sim}{A}$ 的模糊子集。

（6）模糊集合的并集合（union sets）：两个模糊集合 $\underset{\sim}{A}$ 和 $\underset{\sim}{B}$ 取大运算，记为 $\underset{\sim}{C} = \underset{\sim}{A} \cup \underset{\sim}{B}$，其从属函数定义为

$$\mu_{\underset{\sim}{A} \cup \underset{\sim}{B}}(X) = \max\{\mu_{\underset{\sim}{A}}(X),\ \mu_{\underset{\sim}{B}}(X)\} \qquad (6.3)$$

或

$$\mu_{\underset{\sim}{A} \cup \underset{\sim}{B}}(X) = \mu_{\underset{\sim}{A}}(X) \vee \mu_{\underset{\sim}{B}}(X) \qquad (6.4)$$

例 6.3 三个受检者在"抑郁心境"和"言语减少"两类的评分（也是从属函数）如下，请问三个患者的症状严重到什么程度？

三个患者构成集合 $X = \{X_1,\ X_2,\ X_3\}$，"抑郁心境"集合 $\underset{\sim}{A}$，与"言语减少"集合 $\underset{\sim}{B}$ 的从属函数分别为：

$$\underset{\sim}{A}: \begin{cases} \mu_{\underset{\sim}{A}}(X_1) = 0.7 \\ \mu_{\underset{\sim}{A}}(X_2) = 0.8 \\ \mu_{\underset{\sim}{A}}(X_3) = 0.75 \end{cases} \qquad \underset{\sim}{B}: \begin{cases} \mu_{\underset{\sim}{B}}(X_1) = 0.5 \\ \mu_{\underset{\sim}{B}}(X_2) = 0.9 \\ \mu_{\underset{\sim}{B}}(X_3) = 0.6 \end{cases}$$

解：$\underset{\sim}{A}$ 与 $\underset{\sim}{B}$ 的并集合 $\underset{\sim}{C}$，即三个患者症状严重程度取大运算，其从属函数为：

$$\underset{\sim}{C}: \begin{cases} \mu_{\underset{\sim}{C}}(X_1) = 0.7 \\ \mu_{\underset{\sim}{C}}(X_2) = 0.9 \\ \mu_{\underset{\sim}{C}}(X_3) = 0.75 \end{cases}$$

评价患者症状的严重程度，往往以其最严重的症状计算，故取其大值，很适合用从属函数法计算。

(7)模糊集合的交集合(intersection sets)：两个模糊集合 $\underset{\sim}{A}$ 和 $\underset{\sim}{B}$ 的取小运算，记为 $\underset{\sim}{C}=\underset{\sim}{A}\cap\underset{\sim}{B}$，其从属函数定义为：

$$\mu_{\underset{\sim}{A}\cap\underset{\sim}{B}}(X) = \min\{\mu_{\underset{\sim}{A}}(X),\ \mu_{\underset{\sim}{B}}(X)\} \qquad (6.5)$$

或

$$\mu_{\underset{\sim}{A}\cap\underset{\sim}{B}}(X) = \mu_{\underset{\sim}{A}}(X) \wedge \mu_{\underset{\sim}{B}}(X) \qquad (6.6)$$

仍以例6.3为例，问三个受检者两个症状至少有多严重？

由式(6.5)得

$$\underset{\sim}{C}:\begin{cases} \mu_{\underset{\sim}{C}}(X_1) = 0.5 \\ \mu_{\underset{\sim}{C}}(X_2) = 0.8 \\ \mu_{\underset{\sim}{C}}(X_3) = 0.6 \end{cases}$$

第三节　模糊集合的相关分析

随机事件的相关分析已在本书第五章中讨论，关于模糊集合的相关性需要重新定义。设在空间 U 中，有模糊集合 $\underset{\sim}{A}$ 和 $\underset{\sim}{B}$，若 $\underset{\sim}{A}$ 和 $\underset{\sim}{B}$ 是两个相关的模糊子集($r_{\underset{\sim}{A},\underset{\sim}{B}}$ 为相关系数)，则应具有如下性质：

(1)对于任意的 $\underset{\sim}{A}$ 和 $\underset{\sim}{B}$，具有 $|r_{\underset{\sim}{A},\underset{\sim}{B}}| \leqslant 1$；

(2)若 X 增加，就有 $\mu_{\underset{\sim}{A}}(X)$ 和 $\mu_{\underset{\sim}{B}}(X)$ 同时增加，反之亦然，则有 $r_{\underset{\sim}{A},\underset{\sim}{B}}>0$，称为正相关。

在空间 U 中，已知两个模糊子集 $\underset{\sim}{A}$ 和 $\underset{\sim}{B}$ 及其从属函数 $\mu_{\underset{\sim}{A}}(X)$ 和 $\mu_{\underset{\sim}{B}}(X)$，其中 $X\in U$，定义这两个模糊子集的相关系数为：

$$r_{\underset{\sim}{A},\underset{\sim}{B}} = 1 - \frac{4X_{\underset{\sim}{A}\cdot\underset{\sim}{B}}}{X_{\underset{\sim}{A}}+X_{\underset{\sim}{B}}} \qquad (6.7)$$

其中，

$$X_{\underset{\sim}{A},\underset{\sim}{B}} = \sum_{X\in U}\left[\mu_{\underset{\sim}{A}}(X) - \mu_{\underset{\sim}{B}}(X)\right]^2 \qquad (6.8)$$

$$X_{\underset{\sim}{A}} = \sum_{X\in U}\left[2\mu_{\underset{\sim}{A}}(X) - 1\right]^2 \qquad (6.9)$$

$$X_{\underset{\sim}{B}} = \sum_{X\in U}\left[2\mu_{\underset{\sim}{B}}(X) - 1\right]^2 \qquad (6.10)$$

在计算出模糊集合 $\underset{\sim}{A}$ 和 $\underset{\sim}{B}$ 的相关系数 $r_{\underset{\sim}{A},\underset{\sim}{B}}$ 之后，应对相关系数进行显著

性检验，看其是否由抽样误差所致。通常规定：当$|r_{\underset{\sim}{A},\underset{\sim}{B}}|<0.5$时，$\underset{\sim}{A}$和$\underset{\sim}{B}$无明显相关性；当$0.5\leq|r_{\underset{\sim}{A},\underset{\sim}{B}}|<0.9$时，$\underset{\sim}{A}$和$\underset{\sim}{B}$有显著相关性；当$|r_{\underset{\sim}{A},\underset{\sim}{B}}|\geq0.9$时，$\underset{\sim}{A}$和$\underset{\sim}{B}$有非常显著相关性。

首先将表4-2中的量表评分值进行标准化，标准化后的数据应在[0，1]区间，使之相当于所在指标(X_i)的从属函数。标准化公式为：

$$X_i' = \frac{X_i}{\max X_i} \tag{6.11}$$

计算得到的标准化值见表6-2。

表6-2　　　　　简易功能性精神病鉴别诊断量表得分的标准化值

样品	变量								
	X_1	X_2	X_3	X_4	X_5	X_6	X_7	X_8	X_9
1	1	0	0.25	0.75	0	0	0	0.75	0
2	0.75	0	0	0.5	0	0	0	0.75	0
3	1	0	0.25	1	0	0	0	0.5	0
4	0	1	0.25	0	1	0	0.75	0	0
5	0	0.75	0	0	0.75	0	0.5	0	0
6	0	0.5	0	0	0.5	0	1	0	0
7	0.75	0	1	0	0	0.75	0	0.5	0.75
8	0.5	0	0.75	0	0	1	0	0.25	0.5
9	1	0	1	0	0	1	0	1	0.5

由式(6.7)计算各样品间的相关系数，得模糊相关矩阵：

$$
\begin{array}{c}
\ \ 1\quad\ \ 2\quad\ \ 3\quad\ \ 4\quad\ \ 5\quad\ \ 6\quad\ \ 7\quad\ \ 8\quad\ \ 9\\
\begin{array}{c}1\\2\\3\\4\\5\\6\\7\\8\\9\end{array}
\left[\begin{array}{ccccccccc}
1 & 0.94 & 0.96 & -0.32 & -0.08 & -0.07 & 0.24 & 0.16 & 0.34\\
0.94 & 1 & 0.87 & -0.14 & 0.15 & 0.15 & 0.20 & 0.21 & 0.28\\
0.96 & 0.87 & 1 & -0.31 & -0.07 & -0.07 & 0.15 & 0.12 & 0.20\\
-0.32 & -0.14 & -0.31 & 1 & 0.83 & -0.83 & -0.53 & -0.45 & -0.65\\
-0.08 & 0.15 & -0.07 & 0.83 & 1 & 0.89 & -0.41 & -0.17 & -0.55\\
-0.07 & 0.15 & -0.07 & -0.83 & 0.89 & 1 & -0.39 & -0.16 & -0.53\\
0.24 & 0.20 & 0.15 & -0.53 & -0.41 & -0.39 & 1 & 0.89 & 0.87\\
0.16 & 0.21 & 0.12 & -0.45 & -0.17 & -0.16 & 0.89 & 1 & 0.74\\
0.34 & 0.28 & 0.20 & -0.65 & -0.55 & -0.53 & 0.87 & 0.74 & 1
\end{array}\right]
\end{array}
$$

其中，样品 1 和样品 2 的模糊相关系数计算过程如下：

由式（6.9）得

$$X_1 = (2×1-1)^2 + (2×0-1)^2 + (2×0.25-1)^2 + \cdots + (2×0-1)^2 = 6.75$$

由式（6.10）得

$$X_2 = (2×0.75-1)^2 + (2×0-1)^2 + \cdots + (2×0-1)^2 = 6.5$$

由式（6.8）得

$$X_{1.2} = (1-0.75)^2 + (0-0)^2 + (0.25-0)^2 \cdots + (0-0)^2 = 0.1875$$

由式（6.7）得

$$r_{1,2} = 1 - \frac{4×0.1875}{6.75+6.5} = 0.94$$

因为 $r_{1,2} > 0.9$，故样品 1 和样品 2 有非常显著差异。

第四节　模糊关系

精神病理现象之间普遍存在着联系，例如思维贫乏与言语减少有着密切联系，抑郁心境与思维迟缓之间存在着联系，情感高涨与言语增多、思维奔逸存在着联系。描述事物之间联系的数学方法之一，称为关系（relation），用符号 R 表示。如症状 a 与症状 b 有关系，记为 aRb；若 a 和 b 之间没有某种关系，记为 $a \not\!R b$。

若 R 为由集合 A 到集合 B 的普通关系，则对于任意 $a \in A$，$b \in B$ 都只能有下列两种情况之一：

（1）a 与 b 有某种关系 R，即 aRb；

（2）a 与 b 无某种关系 R，即 $a \not\!R b$。

由集合 A 到集合 B 的关系 R 可用序对 (a, b) 来表示，其中 $a \in A$，$b \in B$。所有有关系 R 的序对可以构成一个 R 集，在集合 A 和集合 B 中各取出一元素排列成序对，由所有这样的序对构成的集合叫做 A 和 B 的直积集，记为

$$A×B = \{(a, b) \mid a \in A, b \in B\}$$

显然 R 集是 A 和 B 的直积集的一个子集。

模糊关系（fuzzy relation）往往不能像普通关系那样用"有关系"或"无关系"作肯定或否定的回答，正如我们不宜肯定"言语减少"与"思维贫乏"有关或无关一样，但从临床经验可知二者在一定程度上存在着模糊关系 $\underset{\sim}{R}$，它在

[0，1]区间连续取值。模糊关系常用于模糊聚类分析。

集合 $\underset{\sim}{A}$ 到集合 $\underset{\sim}{B}$ 中的一个模糊关系 $\underset{\sim}{R}$，是直积空间 $\underset{\sim}{A} \times \underset{\sim}{B}$ 中的一个模糊子集合，通常给出了直积空间 $\underset{\sim}{A} \times \underset{\sim}{B}$ 中的模糊集 $\underset{\sim}{R}$ 的从属函数 $\mu_{\underset{\sim}{R}}(a, b)$，集合 $\underset{\sim}{A}$ 到集合 $\underset{\sim}{B}$ 的模糊关系 $\underset{\sim}{R}$ 也就确定了。

一个模糊关系 $\underset{\sim}{R}$，若 $\forall a, b \in A$，必有 $\mu_{\underset{\sim}{R}}(a, a) = 1$，即每一个元素 a 与自身从属于模糊关系 $\underset{\sim}{R}$ 的程度为 1，称此 $\underset{\sim}{R}$ 为具有自反性(reflexivity)的模糊关系。例如相似关系等，相反仇人关系就不具有自反性。

一个模糊关系 $\underset{\sim}{R}$，若 $\forall a, b \in A$，均有

$$\mu_{\underset{\sim}{R}}(a, b) = \mu_{\underset{\sim}{R}}(b, a)$$

即 a 与 b 从属于模糊关系 $\underset{\sim}{R}$ 的程度和 b 与 a 从属于模糊关系 $\underset{\sim}{R}$ 的程度相同，则称 $\underset{\sim}{R}$ 为具有对称性(symmetry)的模糊关系。相似关系就具有对称性。

一个模糊关系 $\underset{\sim}{R}$，若 $\forall a, b, c \in A$，均有

$$\mu_{\underset{\sim}{R}}(a, c) \geqslant \min\{\mu_{\underset{\sim}{R}}(a, b), \mu_{\underset{\sim}{R}}(b, c)\}$$

即 a 与 c 从属于模糊关系 $\underset{\sim}{R}$ 的程度，不小于 a 与 b 从属于模糊关系 $\underset{\sim}{R}$ 的程度与 b 与 c 从属于模糊关系 $\underset{\sim}{R}$ 的程度中较小的那一个，则称 $\underset{\sim}{R}$ 为具有传递性(transmissibility)的模糊关系。兄弟关系、种族关系就具有传递性。

以上具有自反性和对称性的关系称为相容关系(compatible relation)。

具有传递性的相容关系称为等价关系(equivalent relation)，等价关系是分类的依据。模糊等价关系需满足如下条件：

(1) $\mu_{\underset{\sim}{R}}(a, a) = 1$；

(2) $\mu_{\underset{\sim}{R}}(a, b) = \mu_{\underset{\sim}{R}}(b, a)$；

(3) $\underset{\sim}{R} \circ \underset{\sim}{R} = \underset{\sim}{R}$。

在进行模糊关系的计算时，常需要借助于矩阵这一数学工具，在闭区间 [0，1] 中取值的矩阵称为模糊矩阵(fuzzy matrix)。模糊关系的计算中常用的是矩阵运算方法，其运算步骤与普通矩阵相似，所不同的只是，模糊矩阵以先取小后取大进行运算，即合成运算，以符号"。"表示，如

$$C = A \circ B$$

$$C_{ij} = \max \min\{a_{ik}, b_{kj}\} = \vee [a_{ik} \wedge b_{kj}] \tag{6.12}$$

例 6.5 某类精神症状集合 $\underset{\sim}{A}$ 有 5 个元素：a_1，a_2，a_3，a_4，a_5，它们分别表示情感高涨(a_1)、易激惹(a_2)、焦虑(a_3)、妄想(a_4)、随境转移(a_5)。根据临床经验，得到它们之间的模糊关系矩阵 $\boldsymbol{\underset{\sim}{R}}$，试求其模糊等价关

系。

$$
\underset{\sim}{R} = \begin{array}{c} \\ a_1 \\ a_2 \\ a_3 \\ a_4 \\ a_5 \end{array}
\begin{array}{ccccc} a_1 & a_2 & a_3 & a_4 & a_5 \end{array}
\begin{bmatrix}
1 & 0.8 & 0 & 0.1 & 0.2 \\
0.8 & 1 & 0.4 & 0 & 0.9 \\
0 & 0.4 & 1 & 0 & 0 \\
0.1 & 0 & 0 & 1 & 0.5 \\
0.2 & 0.9 & 0 & 0.5 & 1
\end{bmatrix}
$$

该矩阵左上角至右下角的对角线上的元素为 1，即 $\boldsymbol{\mu}_R(a_i, a_i) = 1$。说明该模糊关系具有自反性。该矩阵中的元素值对于左上角至右下角的对角线对称，即 $\boldsymbol{\mu}_R(a_i, a_j) = \boldsymbol{\mu}_R(a_j, a_i)$，说明该模糊关系具有对称性。由于 $\underset{\sim}{R}$ 既具有自反性，又具有对称性，故 $\underset{\sim}{R}$ 称为模糊相容关系。仅有模糊相容关系还不能直接用来进行分类，为此，需要把模糊相容关系改造成为模糊等价关系。求 $\underset{\sim}{R}$ 的模糊等价关系方法如下：

由式(6.12)得

$$
\underset{\sim}{R}^2 = \underset{\sim}{R} \circ \underset{\sim}{R} =
\begin{bmatrix}
1 & 0.8 & 0 & 0.1 & 0.2 \\
0.8 & 1 & 0.4 & 0 & 0.9 \\
0 & 0.4 & 1 & 0 & 0 \\
0.1 & 0 & 0 & 1 & 0.5 \\
0.2 & 0.9 & 0 & 0.5 & 1
\end{bmatrix} \circ
\begin{bmatrix}
1 & 0.8 & 0 & 0.1 & 0.2 \\
0.8 & 1 & 0.4 & 0 & 0.9 \\
0 & 0.4 & 1 & 0 & 0 \\
0.1 & 0 & 0 & 1 & 0.5 \\
0.2 & 0.9 & 0 & 0.5 & 1
\end{bmatrix}
$$

$$
\underset{\sim}{R}_3 =
\begin{bmatrix}
1 & 0.8 & 0.4 & 0.2 & 0.8 \\
0.8 & 1 & 0.4 & 0.5 & 0.9 \\
0.4 & 0.4 & 1 & 0 & 0.4 \\
0.2 & 0.5 & 0 & 1 & 0.5 \\
0.8 & 0.9 & 0.4 & 0.5 & 1
\end{bmatrix}
$$

$$
\underset{\sim}{R}_4 =
\begin{bmatrix}
1 & 0.8 & 0.4 & 0.5 & 0.8 \\
0.8 & 1 & 0.4 & 0.5 & 0.9 \\
0.4 & 0.4 & 1 & 0.4 & 0.4 \\
0.5 & 0.5 & 0.4 & 1 & 0.5 \\
0.8 & 0.9 & 0.4 & 0.5 & 1
\end{bmatrix}
$$

$$\underset{\sim}{\boldsymbol{R}}_5 = \begin{bmatrix} 1 & 0.8 & 0.4 & 0.5 & 0.8 \\ 0.8 & 1 & 0.4 & 0.5 & 0.9 \\ 0.4 & 0.4 & 1 & 0.4 & 0.4 \\ 0.5 & 0.5 & 0.4 & 1 & 0.5 \\ 0.8 & 0.9 & 0.4 & 0.5 & 1 \end{bmatrix}$$

具体的步骤为：

(1)第一个矩阵的各行与第二个矩阵的第一列进行取小取大运算，结果记入第三个矩阵的第一列。

(2)以第一矩阵的各行与第二矩阵的第二列取小取大运算，记入第三矩阵的第二列，依此类推得出第三矩阵。

(3)以第三矩阵的各行分别与自身第一列、第二列……取小取大运算，所得数据记入第四矩阵，直至得到等价关系。

由上式可知，模糊矩阵 $\underset{\sim}{\boldsymbol{R}}_4$ 已满足模糊等价关系的三个条件，因为继续进行合成运算所得矩阵不会再有改变。故可以此为依据进行分类。若以 $\geqslant$ 0.8 的指标归为一类，则第 I 类包括：a_1，a_2，a_5，第 II 类包括：a_3，第 III 类包括：a_4。

第五节　模糊聚类分析

聚类分析在数理诊断中，不仅仅是对已量化的数据进行处理和分析，同时聚类分析还具有判别分析即鉴别诊断的作用，因此熟悉和掌握这一方法十分重要。有关随机事件的聚类分析(系统聚类、逐步聚类)已在第五章详细叙述，本节主要讨论有关模糊聚类分析(fuzzy cluster analysis)的方法。在本章第四节中讨论了模糊关系，而模糊聚类分析正是建立在模糊等价关系基础上的。整个模糊聚类分析过程如下：

(1)按照待聚类样本的特征建立一个样品间的模糊相容关系。①对指标进行数量化；②标准化处理；③采用距离、相关系数、经验判定等方法建立各样品间的模糊相容关系矩阵 $\underset{\sim}{\boldsymbol{R}}$。

(2)经过若干次合成运算之后，得到对应的模糊等价关系矩阵 $\underset{\sim}{\boldsymbol{R}}$。

(3)取不同的 λ 值得到不同的分类结果，作出分类图，再结合临床实际选择最合理的分类。

上述步骤的完成通常需要借助于计算机，否则工作量太大，为了说明聚类分析的过程，在此举一简单例子说明如下。

例 6.6　采用量表评分得 5 个受检者的 5 个症状，即思维迟缓(a_1)、抑郁心境(a_2)、消极观念(a_3)、情感高涨(a_4)、言语增多(a_5)，见表 6-3。试对 5 个样品进行模糊聚类分析。

表 6-3　　　　　　　　　　　5 个样品的 5 个指标评分值

样品	指　标				
	1	2	3	4	5
1	3	2	4	0	0
2	0	0	0	4	3
3	2	3	4	0	0
4	3	3	3	0	0
5	0	0	0	3	2

第一步，将已数量化的指标进行标准化，并建立模糊相容关系矩阵 $\underset{\sim}{R}$，由式(6.11)得各指标的标准化值，见表 6-4。

表 6-4　　　　　　　　　　　5 个样品各指标的标准化值

样品	指　标				
	1	2	3	4	5
1	0.75	0.5	1	0	0
2	0	0	0	1	0.75
3	0.5	0.75	1	0	0
4	0.75	0.75	0.75	0	0
5	0	0	0	0.75	0.75

采用广义夹角余弦方法刻画各样品间的相似程度，由下式(6.13)得表 6-5。

$$\cos\alpha = \frac{(X_i,\ X_j)}{\parallel X_i \parallel \cdot \parallel X_j \parallel} \tag{6.13}$$

其中，

$$（X_i，X_j）= X_{i1}X_{j1} + X_{i2}X_{j2} + \cdots + X_{is}X_{js} = \sum_{k=1}^{s} X_{ik}X_{jk} \qquad (6.14)$$

$$\| X_i \| = \sqrt{X_{i1}^2 + X_{i2}^2 + \cdots + X_{is}^2} = \sqrt{\sum_{k=1}^{s} X_{ik}^2} \qquad (6.15)$$

$$\| X_j \| = \sqrt{X_{j1}^2 + X_{j2}^2 + \cdots + X_{js}^2} = \sqrt{\sum_{k=1}^{s} X_{jk}^2} \qquad (6.16)$$

表 6-5　　　　　　　　　　　　5 个样品间的模糊相容关系

样　品	1	2	3	4	5
1	1	0	0.66	0.64	0
2	0	1	0	0	0.57
3	0.66	0	1	0.64	0
4	0.64	0	0.64	1	0
5	0	0	0.57	0	1

　　第二步，采用式(6.12)进行 n 次合成运算，得到模糊等价关系矩阵 $\underset{\sim}{R}'$。

$$\underset{\sim}{R}^2 = \underset{\sim}{R} \circ \underset{\sim}{R}$$

$$= \begin{bmatrix} 1 & 0 & 0.66 & 0.64 & 0 \\ 0 & 1 & 0 & 0 & 0.57 \\ 0.66 & 0 & 1 & 0.64 & 0 \\ 0.64 & 0 & 0.64 & 1 & 0 \\ 0 & 0.57 & 0 & 0 & 1 \end{bmatrix} \circ \begin{bmatrix} 1 & 0 & 0.66 & 0.64 & 0 \\ 0 & 1 & 0 & 0 & 0.57 \\ 0.66 & 0 & 1 & 0.64 & 0 \\ 0.64 & 0 & 0.64 & 1 & 0 \\ 0 & 0.57 & 0 & 0 & 1 \end{bmatrix}$$

$$= \begin{bmatrix} 1 & 0 & 0.66 & 0.64 & 0 \\ 0 & 1 & 0 & 0 & 0.57 \\ 0.66 & 0 & 1 & 0.64 & 0 \\ 0.64 & 0 & 0.64 & 1 & 0 \\ 0 & 0.57 & 0 & 0 & 1 \end{bmatrix} = \underset{\sim}{R}'$$

　　经过一次合成运算，证明上列模糊相容关系矩阵满足了模糊等价关系的三个条件，故已是等价关系。我们可以据此进行分类。

　　第三步，试取不同的 λ 值，将一定范围 λ 值的样品归为同一类，这样可得到不同分类结果，然后结合临床实际情况，选择合理分类方案。

（1）若选择 $\lambda=1$，则将 5 个样品分成 5 类；

（2）若选择 $\lambda>0.66$，5 个样品仍然被分为 5 类；

（3）若选择 $0.64<\lambda\leqslant0.66$，则将样品 1、3 聚为同类，样品 2、4、5 各为一类，共聚为 4 类；

（4）若选择 $0.57<\lambda\leqslant0.64$，则将样品 1、3、4 聚为同类，样品 2 和样品 5 分别聚为另两类，共聚成 3 类。

（5）若选择 $0<\lambda\leqslant0.57$，则将样品 1、3、4 聚为同类，样品 2、5 聚为另一类，共聚成 2 类；

（6）若选择 $\lambda=0$，则将全部样品聚为一类，见图 6-6。

现在结合临床考察 5 个样品，看来 λ 取值 0.57 时，将 5 个样品聚为 2 类更符合临床实际。实际上样品 1、3、4 与抑郁症的临床表现相符合，样品 2、5 与躁狂症的临床表现相符合。

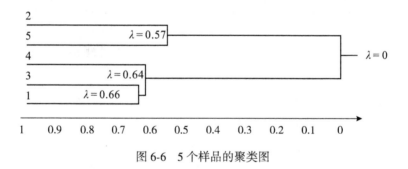

图 6-6　5 个样品的聚类图

由本例可以看出，分类结果与 λ 取值大小有关，λ 取值越大，分类类别越多，分得也就越细，反之 λ 取值越小，分类类别越少。模糊聚类（fuzzy cluster）法与上述系统聚类等的结果相同，可以按照临床需要调整 λ 值，以得到更为合理的分类。

第六节　模糊识别在诊断中的应用

以某一类事物为标准，把一新事物与之进行比较的过程称为模式识别。

模式识别在生活中应用相当广泛。如某处园林建筑属于中国古典式建筑，某人的服装属于流行款式等，都是通过模式识别得出的结论。在精神疾病诊断中，从精神检查到最终做出诊断的全过程几乎离不开"模式识别"的思维方法。可以说，没有正确的模式识别，就没有正确的诊断。模式识别的方法很多，广义地讲，前述最大似然法、Bayes 公式也属于模式识别的一种。本节从模糊数学角度，结合精神疾病的诊断特点，主要讨论作为模糊识别(fuzzy recognition)方法之一的模糊群体识别在诊断中的应用。

一、最优从属原则

在整个精神疾病分类系统中，有许多个疾病种类，对于一个新样品，要识别它属于哪一类，应优先考虑从属于某种疾病的从属函数最大的那一类，这就是最优从属原则。也就是说，在论域 U 上有几个模糊子集 A_1，A_2，$\cdots$，A_n。它们分别代表了 n 个模式。对于 U 上任一个元素 u_0，要判别 u_0 属于哪一个模式，应选择从属函数最大的那个模式。首先计算 θ。

$$\theta = \max\{\mu_{A_1}(u_0)，\mu_{A_2}(u_0)，\cdots，\mu_{A_n}(u_0)\} \tag{6.17}$$

若有 $\mu_{A_i}(u_0) = \theta$，则认为元素 u_0 隶属于模式 A_i。

例如，已算得某样品 u_0 与精神分裂症 A_1、躁郁症 A_2、神经症 A_3 三个模式的从属函数分别为 $A_1 = 0.7$，$A_2 = 0.85$，$A_3 = 0.3$，根据最优从属原则，可以判断样品 u_0 属于 A_2 类模式，即属于躁郁症。

这里提出了一个问题，样品与模式之间的从属函数是怎么计算的呢？显然，一种疾病作为一个模式，它包括了疾病的多个方面，尤其是症状方面，常常是一组症状，这就涉及模糊群体识别。

二、择近原则

样品和模式的一组症状都应看作模糊集，考查这两个模糊集之间"贴近"的程度，是识别样品从属于某类模式的方法之一。这里我们引进贴近度(similarity scale)的计算，公式如下：

$$(A，B) = \frac{1}{2}[A \circ B + (1 - A \odot B)] \tag{6.18}$$

式中，$(A，B)$ 表示模糊集合 A 与 B 的贴近度；$A \circ B$ 表示模糊集 A 与 B 的内积(inner product)；$A \odot B$ 表示模糊集 A 与 B 的外积(apposition)。

$$A \circ B = \bigvee_{x \in X}[\mu_A(X) \wedge \mu_B(X)] \tag{6.19}$$

$$A \underset{\sim}{\odot} B = \bigwedge_{x \in X} \left[\mu_{\underset{\sim}{A}}(X) \vee \mu_{\underset{\sim}{B}}(X) \right] \qquad 6.20)$$

例6.7　已知表4-2中9个样品由系统聚类法聚为三类，即Ⅰ类{1、2、3}，Ⅱ类{4、5、6}，Ⅲ类{7、8、9}。结合临床将这三类分别看作三种模式，即 A_1 = "抑郁症"，A_2 = "躁狂症"，A_3 = "精神分裂症"，将其数据按模糊集的特点标准化并求出各类模式的重心，或者经验地给出9个指标属于该三种模式的从属函数，见表6-6。

表6-6　　　　　　　　　　**三种精神疾病模式的9个指标从属函数**

指标	模　式		
	A_1	A_2	A_3
X_1	1	0	0.8
X_2	0	0.8	0
X_3	0.2	0.1	1
X_4	0.8	0	0
X_5	0	0.8	0
X_6	0	0	1
X_7	0	0.8	0
X_8	0.7	0	0.9
X_9	0	0	0.9

若受检者(样品 u_0)在9个指标的评分为：$X_1 = 1$，$X_2 = 0$，$X_3 = 0$，$X_4 = 0.75$，$X_5 = 0$，$X_6 = 0.25$，$X_7 = 0$，$X_8 = 0.75$，$X_9 = 0$，问该受检者应属于哪一类精神疾病？即从属于模式 A_i 中的哪一类？

采用式(6.18)分别计算 u_0 与 A_1、A_2、A_3 的贴近度得：

$$(u_0, \underset{\sim}{A_1}) = \frac{1}{2}\left[1 + (1-0)\right] = 1$$

$$(u_0, \underset{\sim}{A_2}) = \frac{1}{2}\left[0 + (1-0)\right] = 0.5$$

$$(u_0, \underset{\sim}{A_3}) = \frac{1}{2}[0.8+(1-0)] = 0.9$$

根据最优从属原则，样品 u_0 与模式 $\underset{\sim}{A_1}$ 的贴近度 $(u_0, \underset{\sim}{A_1})$ 最大，也就是说样品 u_0 从属于模式 $\underset{\sim}{A_1}$ 的程度最大，故判断样品为 $\underset{\sim}{A_1}$ 类模式所代表的疾病，即抑郁症。再考查样品 u_0 的实际评分主要为思维迟缓 $(X_1)=1$，抑郁心境 $(X_4)=0.75$，活动减少 $(X_8)=0.75$，显然模糊识别结果与临床实际情况相符。

第七节　模糊决策在诊断中的应用

决策的含义是在解决面对的实际问题时，从各种方案中选择最佳解决方案的思维过程。不同的问题应该有相应的决策，诊断中的决策主要是指作出最可靠、最正确诊断的思维方法。从某种意义上讲，前述概率论方法、模糊数学方法都具有决策的思想。本书所介绍的是适用于诊断问题的模糊决策。

某精神疾病单元或模式 $\underset{\sim}{A_1}$，$\underset{\sim}{A_2}$，$\cdots$，$\underset{\sim}{A_n}$，都是论域 U 的模糊子集，每一疾病单元都由若干元素 X_i 构成。理论上讲，凡是从属于该疾病单元 $\underset{\sim}{A_j}$ 的所有元素 X_i 的从属函数 $\mu_{\underset{\sim}{A_j}}(X_i)$ 应该最大。对于新的样品 u_i，若所有元素 X_i' 的从属函数 $\sum \mu_{\underset{\sim}{A_j}}(X_i')$ 与疾病单元 $\underset{\sim}{A_j}$ 的所有元素 X_i 的从属函数 $\sum \mu_{\underset{\sim}{A_j}}(X_i)$ 之比最大，则认为 u_i 从属于 $\underset{\sim}{A_j}$ 类疾病的可能性最大。

$$\mu_{\underset{\sim}{A_i}}(u_i) = \frac{\sum \mu_{\underset{\sim}{A_i}}(X_i')}{\sum \mu_{\underset{\sim}{A_i}}(X_i)} \qquad (6.21)$$

式中，$\sum \mu_{\underset{\sim}{A_i}}(X_i')$ 表示样品 u_i 对应于 $\underset{\sim}{A_j}$ 各指标的从属函数之和，以例 6.8 中的 3 类模型 9 个指标为例，如实际 X_1 评分为 3 分时，可分别从表 6-7 查得 $\underset{\sim}{A_1}$，$\underset{\sim}{A_2}$，$\underset{\sim}{A_3}$ 各类在 X_1 评为 3 分时的从属函数分别为：0.33、0、0.33，依此类推，然后将所属分类的 X_1，X_2，$\cdots$，X_9 的从属函数相加即可；$\sum \mu_{\underset{\sim}{A_i}}(X_i)$ 表示模式 $\underset{\sim}{A_j}$ 各指标的最大从属函数之和；$\mu_{\underset{\sim}{A_i}}(u_i)$ 表示样品 u_i 对于模式 $\underset{\sim}{A_j}$ 的从属函数。

在求得 $\mu_{\underset{\sim}{A_i}}(u_i)$ 后，对 $\underset{\sim}{A_j}$ 应分别规定 λ 阈值，若 $\mu_{\underset{\sim}{A_i}}(u_i) \geqslant \lambda_i$，则 $u_i \in \underset{\sim}{A_j}$，即可诊断为疾病 $\underset{\sim}{A_j}$。选择最佳 λ 阈值是确定可靠诊断的关键，也是模糊决

策(fuzzy decision)的关键所在。

例 6.8 已知一诊断量表有 9 个指标，分为 5 级评分，以该量表构成的三种疾病模式(A_1="抑郁症"，A_2="躁狂症"，A_3="分裂症")，见表 6-7。查得样品 u_0 各指标评分为：$X_1=4$，$X_2=0$，$X_3=0$，$X_4=3$，$X_5=0$，$X_6=1$，$X_7=0$，$X_8=3$，$X_9=0$，问 λ 取值多少时诊断结果的可靠性最大？

表 6-7　　　　　三种疾病的数值模型(A_1，A_2，A_3)

指标	等级	数值模型		
		A_1	A_2	A_3
X_1	0	0	1	0
	1	0	0	0
	2	0	0	0.33
	3	0.33	0	0.33
	4	0.67	0	0.33
X_2	0	1	0	1
	1	0	0	0
	2	0	0.33	0
	3	0	0.33	0
	4	0	0.33	0
X_3	0	0.33	0.67	0
	1	0.67	0.33	0
	2	0	0	0
	3	0	0	0.33
	4	0	0	0.67
X_4	0	0	1	1
	1	0	0	0
	2	0.33	0	0
	3	0.33	0	0
	4	0.33	0	0

指标	等级	数值模型		
		$\underset{\sim}{A_1}$	$\underset{\sim}{A_2}$	$\underset{\sim}{A_3}$
X_5	0	1	0	1
	1	0	0	0
	2	0	0.33	0
	3	0	0.33	0
	4	0	0.33	0
X_6	0	1	1	0
	1	0	0	0
	2	0	0	0
	3	0	0	0.33
	4	0	0	0.67
X_7	0	1	0	1
	1	0	0	0
	2	0	0.33	0
	3	0	0.33	0
	4	0	0.33	0
X_8	0	0	1	0
	1	0	0	0
	2	0.33	0	0.33
	3	0.67	0	0
	4	0	0	0.33
X_9	0	1	1	0
	1	0	0	0
	2	0	0	0.67
	3	0	0	0.33
	4	0	0	0

由表 6-7 和式(6.21)得

$$\sum \mu_{A_1}(X_1) = 0.67 + 1 + 0.67 + 0.33 + 1 + 1 + 1 + 0.67 + 1 = 7.34$$

$$\sum \mu_{A_2}(X_2) = 1 + 0.33 + 0.67 + 1 + 0.33 + 1 + 0.33 + 1 + 1 = 6.66$$

$$\sum \mu_{A_3}(X_3) = 0.33 + 1 + 0.67 + 1 + 1 + 0.67 + 1 + 0.33 + 0.67 = 6.67$$

$$\sum \mu_{A_1}(X_1') = 0.67 + 1 + 0.33 + 0.33 + 1 + 0 + 1 + 0.67 + 1 = 6$$

$$\sum \mu_{A_2}(X_2') = 0 + 0 + 0.67 + 0 + 0 + 0 + 0 + 0 + 1 = 1.67$$

$$\sum \mu_{A_3}(X_3') = 0.33 + 1 + 0 + 0 + 1 + 0 + 1 + 0 + 0 = 3.33$$

$$\mu_{A_1}(u_1) = \frac{\sum \mu_{A_1}(X_1')}{\sum \mu_{A_1}(X_1)} = \frac{6}{7.34} = 0.82$$

$$\mu_{A_2}(u_1) = \frac{\sum \mu_{A_2}(X_2')}{\sum \mu_{A_2}(X_2)} = \frac{1.67}{6.66} = 0.25$$

$$\mu_{A_3}(u_1) = \frac{\sum \mu_{A_3}(X_3')}{\sum \mu_{A_3}(X_3)} = \frac{3.33}{6.67} = 0.50$$

当 $\lambda \geq 0.8$ 时，$u_1 \in A_1$，即诊断为抑郁症。

当 $\lambda \geq 0.5$ 时，$u_1 \in A_1$ 且 $u_1 \in A_3$，此时该样品存在两个诊断，即抑郁症和分裂症。

当 $\lambda \geq 0.2$ 时，$u_1 \in A_1$ 且 $u_1 \in A_3$ 且 $u_1 \in A_2$，此时样品 u_1 有三种诊断，即抑郁症、分裂症、躁狂症。

从 $\mu_{A_i}(u_i)$ 值来看，以样品 u_1 对模式 A_1 的从属函数最大，在 82% 的程度上属于 A_1 类疾病。而对 A_2，A_3 的从属函数均小于 0.5，可见 λ 取值 0.8 是合理的，该样品作出 A_1 类疾病诊断的可靠性最大，而不宜作出两个以上诊断。

当 $\mu_{A_i}(u_i)$ 之间的差别较小时，诊断结论应该慎重，甚至有可能提出两个诊断，当然这需要视临床实际情况而定。

第七章　灰色系统理论与数理诊断

第一节　灰　色　系　统

关于研究对象(系统)的命名,有的以目的命名,如诊断系统、控制系统、预测系统,有的以其规模或难易程度命名,如大系统、小系统、复杂系统等。总之,命名方法因研究对象的某种特征而异。所谓灰色系统(grey system),是以颜色的深浅来形容研究对象的信息多寡、反映这类研究对象在信息量方面的特征。黑箱(black box)表示系统的内部特征一无所知,信息缺乏,只能从系统外部表象来研究的一类系统。如银河系某一未知的星球,对这一星球的许多情况我们一无所知,故称为黑色系统(black system)。这里的黑色表示信息缺乏。反之,一个系统的内部特征全部确知,则称为白色系统(white system)。这里的白表示信息充足。信息量介于白与黑之间的系统,即部分信息已知,部分信息未知的这类系统便称为灰色系统。如人体,我们可以通过各种检测手段测得血压、脉搏、体温、身高、血液成分等,这些是已知的。然而,人体还有大量信息是未知的,如经络的实质是什么? 人脑各部位的功能及其相互之间的关系等,这些都尚属未知的,所以人体是一个灰色系统。又如,人的精神活动,我们可以通过临床观察在一定程度上了解到某些外在表现,也可以通过实验室研究了解到神经系统的功能与精神活动的某些联系,但精神活动的本质、精神病理现象产生的机制目前仍然没有弄清楚,因此精神活动也是个灰色系统。

从信息量的角度划分系统,大致可以将万物分为上述黑、白、灰三个系统。迄今人类研究最多的是白色系统,其次是灰色系统。白色系统的特征是因素之间存在映射关系,即有明确的作用原理或具有物理原型(physical prototype),如电压 U 与电流 I 以及电阻 R 之间的关系可用欧姆定理表示为 $U=IR$。而许多抽象系统如社会、心里、经济、农业、生态等并不存在这么确定的物理原型，虽然已知影响系统的某些因素，但很难明确全部因素，也难以确定因素之间的映射关系，其信息特征是灰色的。有时即便建立了某种关系，也是在一定假设条件下，按某种逻辑推理、某种理性认识得到的，这种关系充其量只能说是原系统的"代表"或同构，这类系统称为本征性灰色系统。

由上述可见区别白色系统与灰色系统的重要标志是：

(1) 系统的信息量是否充分；

(2) 系统各因素之间是否具有确定的关系。

灰色系统理论作为一种新的理论和实用方法，它的研究任务是对各类本征性灰色系统如社会、经济、农业、生态等进行分析、建模、预测决策和控制。在精神医学的应用，可涉及临床、科研资料的分析，建立灰色模型（grey model），可对疾病进行诊断和预后预测，抗精神病药物的选择，治疗以及预防的决策（decision）和控制（control）等。

灰色系统理论的应用领域十分广泛，已成功地应用于社会系统、生态系统、未来学研究、经济管理等方面，笔者在《实用精神疾病数理诊断学》一书中曾有叙述，但实例应用罕见。为此，希望通过本章的介绍，使精神科同道对灰色系统理论的基本概念有个初步了解，并通过举例说明灰色系统理论在精神科应用的实用价值。现代精神医学已不可能不受边缘学科的影响而独立发展，相反，精神医学只有不断吸收和应用边缘学科的最新成果，才能加快自身发展，引进灰色系统理论的目的正在于此。期待通过本章的介绍，能够起到抛砖引玉的作用。

第二节　灰　数　生　成

一、灰数（grey number）

灰色系统的信息量是不充分的，常不能为研究者提供一个确切的数值，仅能知道数值的大致范围。如一个数集或一个数的区间，这样的数称为灰数，记为 $\otimes$。要知道灰数其实并不是一个数。

令 a 为区间，a_i 为 a 中的数，若灰数 $\otimes$ 在区间内取值，则称 a_i 为 $\otimes$ 的一个可能的白化值。用 $\otimes$ 表示一般灰数；$\otimes(a_i)$ 表示以 a_i 为白化值的灰数；$\widetilde{\otimes}$ 或 $\widetilde{\otimes}(a_i)$ 表示灰数 $\otimes$ 的白化值（whiten value）。

例如，氯丙嗪的治疗剂量是 $300\sim600$mg，即氯丙嗪的治疗剂量是灰数 $\otimes$，可记为 $\otimes\in[300，600]$ 或者 $\otimes(450)\in[300，600]$。

若已知某人服用氯丙嗪 500mg，则可记为 $\widetilde{\otimes}(450)=500$。

这里 $\widetilde{\otimes}$ 与 $\otimes$ 所代表的不是一个层次的数。氯丙嗪的治疗剂量为 $\otimes\in$ $[300，600]$，这是就总的药物剂量的范围而言，而某病人的具体用药就不是 $\otimes$，而是 $\widetilde{\otimes}(500$mg$)$，可见 $\otimes$ 是高层次的数，$\widetilde{\otimes}$ 为低层次的数。由于补充了某病人的具体信息，使灰数转化为白数(white number)，即将区间 $[300，600]$ 转化为一个点 (500)。

因构成灰数的机理不同，通常分为信息型灰数(informatinal grey number)、概念型灰数(conceptual grey number)、层次型灰数(stratified grey number)等。

1. 信息型灰数

(1)人的白细胞正常值为 $4000\sim10000$；

(2)焦虑自评量表(SAS)的评分为 $0\sim80$ 分。这类灰数 $\otimes$ 只要对某个人进行检查就可以白化，某人 SAS 的评分为 30，记为 $\widetilde{\otimes}(40)=30$。

2. 概念型(意愿型)灰数

(1)我们希望某人的精神活动越正常越好；

(2)某患者经治疗后，症状的严重程度越轻越好。

这里的"越正常越好"、"越轻越好"都只是一类概念，也反映了一种意愿，不是一个数区间，因此这类灰数一般不能白化，不能确定为一个数。

3. 层次型灰数

(1)中国男子的身高在 $1.5\sim1.85$m 范围内，广州人的身高在 $1.55\sim1.7$m 范围内；

(2)正常人 IQ 值为 $90\sim110$。

二、白化函数(whiten function)

当我们测量抗精神病药物血浓度时，会发现在一定范围内疗效随着血浓度的增加而增加，临床用药时也有同样的情况，随着抗精神病药如氯丙嗪剂量的增加，精神症状就逐渐得到控制。对此，可以用一曲线来表示(图7-1)。

这一曲线就是剂量这一灰数的白化函数。抗精神病药物的使用剂量是有限制的，不可以无限增加。通常，不同的药物都有不同的剂量范围，一般而

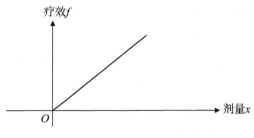

图 7-1　药物剂量与疗效的关系

言，氯丙嗪的治疗剂量为 300～600mg，在此范围内疗效好，副作用相对也小，疗效指数较大。一旦继续增大药物剂量，副作用将明显增大，会使疗效指数下降。当剂量增大到一定程度，便会出现药物中毒。因此，图 7-1 的曲线必然有一个上界，如图 7-2 所示。

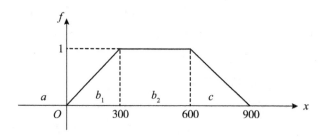

图 7-2　氯丙嗪疗效指数曲线

从图 7-2 可知白化函数有以下特点：

(1)曲线平顶部分表示剂量最佳范围，其系数(权)为 1；

(2)白化函数是单调变化的，左边为单调增，称为白化的左支函数(left branch function)，记为 $L(X)$，右边为单调降，称为白化的右支函数(right branch function)，记为 $R(X)$，整个白化函数记为 $f(X)$；

(3)上述曲线的左右支基本对称，当然也可以不对称，这要视补充信息而定；

(4)白化函数可以是直线，也可以不是直线。

若 X 任意取值 X_i 时，则相应的白化函数如图 7-3 所示。

图 7-3 中白化函数 $f(X_i)$ 的公式为：

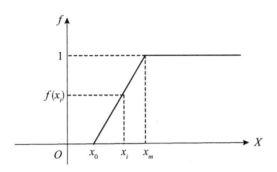

图 7-3 X 取任意值时的白化函数图

$$f(X_i) = \frac{1}{X_m - X_0}(X_i - X_0) \qquad (7.1)$$

三、灰数的白化函数生成

将灰数的白化值(某个具体值 X_i)代入式(7.1),求得白化函数 $f(X_i)$,再用白化函数乘以该白化值 X_i,所得即为灰数的白化函数生成值。简而言之,就是将已知白化值 X_i 通过与白化函数 $f(X_i)$ 相乘生成一个新的白化值 $\widetilde{\otimes}$ 的过程,即

$$\widetilde{\otimes} = f(X_i) \cdot X_i \qquad (7.2)$$

称此为灰数 $\otimes$ 的一个白化函数生成值,如图 7-2 和图 7-3 所示。

当 $X = 300$ 时,由式(7.1)得 $f(x_i) = f(300) = \dfrac{300 - 0}{300 - 0} = 1$,则白化函数生成值为

$$\widetilde{\otimes} = f(X_i) \cdot X_i = 1 \times 300 = 300$$

当 $X = 150$ 时,$f(X_i) = f(150) = \dfrac{150 - 0}{300 - 0} = 0.5$,则 X_i 的白化函数生成值为

$$\widetilde{\otimes} = f(X_i) \cdot X_i = 0.5 \times 150 = 75$$

白化函数可以根据经验给定。

第三节　灰色统计

灰色统计(grey statistics)是建立在灰数的白化函数生成基础上，将一些具体数据按某种灰数所描述的类别进行归纳整理的一种统计方法。

记Ⅰ，Ⅱ，Ⅲ，…为群体或样品，1^*，2^*，3^*，…为方案或指标，1，2，3，…为灰类，d_{ij}为i个群体在j个方案的白化值，记为

$$d_{ij}, \quad i=Ⅰ, Ⅱ, Ⅲ…; \quad j=1^*, 2^*, 3^*, …$$

灰色统计的目的之一是将d_{ij}(白化值)按灰类(grey class)作白化函数生成，以明确Ⅰ，Ⅱ，Ⅲ，…各个群体或样品的白化值，从整体来说属于哪几个灰类。这样便于决策者从整体上识别其研究对象，从而做出科学决策。

就精神医学的应用而言，群体或样品可以指受检者、某个或某类疾病、某种药物、人格特征等；方案或指标可以表示单个症状或症候群、副反应、社会心理因素等；灰类可以表示症状或副反应的严重程度、疗效等级、预后程度等。d_{ij}表示前述群体和方案的白化值，即一些具体的数据。

灰色统计的步骤如下：

第一步，给出白化值d_{ij}，由不同i，j构成如下矩阵：

$$\boldsymbol{D}=\begin{matrix} & 1^* & 2^* & 3^* & \\ \left[\begin{matrix} d_{11} & d_{12} & d_{13} \\ d_{21} & d_{22} & d_{23} \\ d_{31} & d_{32} & d_{33} \end{matrix}\right] & \begin{matrix} Ⅰ \\ Ⅱ \\ Ⅲ \end{matrix} \end{matrix}$$

第二步，给出灰类，即给出灰类的灰数和灰数的白化函数。如某症状"重度"的灰类$\otimes 1$是指3分以上，则灰数$\otimes 1$的白化函数如图7-4所示。

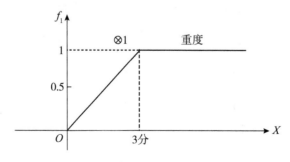

图 7-4　灰数$\otimes 1$的白化函数

若"中度"的灰类⊗2指2分，则灰数⊗2的白化函数如图7-5所示。

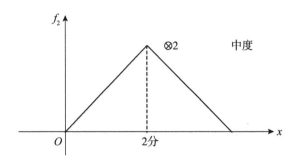

图 7-5 灰数⊗2 的白化函数

第三步，求灰类系数(grey class coefficient) n_{ij}。

记 N 为第 i 个群体中的人数或样品个数，

$f_k(d_{ij})$，$j=1^*$，2^*，3^*，$\cdots$，N_a；$i=\mathrm{I}$，II，III，$\cdots$，N_b；$k=1$，2，3，$\cdots$，N_c 为第 i 群体对第 j 个方案或指标的白化函数。记 n_{jk} 为第 j 个方案属于第 k 个灰类的系数，则

$$n_{jk} = \sum_{i=1}^{N_b} f_k(d_{ij}) \, N_i \tag{7.3}$$

第四步，求权 r_{jk}。

$$r_{jk} = \frac{n_{jk}}{n_j} \tag{7.4}$$

$$n_j = \sum_{k=1}^{N_a} n_{jk} \tag{7.5}$$

第五步，确定灰类的权矩阵 $[r_{jk}]$。r_{jk} 表示第 j 个方案在第 k 灰类的权。

第六步，判断灰类，在明确了 j 个方案在 k 灰类的权之后，即可根据灰类权的大小确定各方案的灰色类别。若 r_j 中的 k^* 权 r_{jk^*} 最大，即

$$r_{jk^*} > r_{ji}, \ i=1, \ 2, \ 3, \ \cdots, \ N_e, \ i \neq k^*$$

亦即

$$r_{jk^*} = \max_k \{ r_{jk} \} \tag{7.6}$$

则第 j 个方案属于 k^* 个灰类。

综上所述，灰色系统的实质是白数的灰化处理，或者说是白数的灰化归纳。

例 7.1 现有 3 组评定者以重度、中度、轻度、无四个灰类划分社会功能的严重程度，并以此对 5 个患者的行为模式进行评价。拟通过灰色统计了解每个患者的社会功能状况。

第一步，给出白化值矩阵 D_{ij}：

$$D = \begin{array}{c} \\ \\ \end{array}\begin{array}{ccccc} 1 & 2 & 3 & 4 & 5 \\ \left[\begin{array}{ccccc} 4 & 0 & 1 & 2 & 2 \\ (d_{11}) & (d_{12}) & (d_{13}) & (d_{14}) & (d_{15}) \\ 3 & 1 & 1 & 0 & 3 \\ (d_{21}) & (d_{22}) & (d_{23}) & (d_{24}) & (d_{25}) \\ 2 & 0 & 0 & 3 & 3 \\ (d_{31}) & (d_{32}) & (d_{33}) & (d_{34}) & (d_{35}) \end{array}\right] \begin{array}{c} I \\ \\ II \\ \\ III \end{array} \end{array}$$

式中数据为第 i 个评定者对第 j 个患者的行为模式的量表评分，即白化值 d_{ij}。

第二步，给出灰类：

(1) 1 类 $\otimes 1$ 为 3 分以上，即重度社会功能缺陷；

(2) 2 类 $\otimes 2$ 为 2 分，属中度社会功能缺陷；

(3) 3 类 $\otimes 3$ 为 1 分，属轻度社会功能缺陷；

(4) 4 类 $\otimes 4$ 为 1 分以下，即无明显社会功能缺陷。

对 $\otimes 1$，$\otimes 2$，$\otimes 3$，$\otimes 4$ 给出白化函数，如图 7-6 所示。

第三步，求灰类系数 n_{jk}。

I、II、III 的评定者都是 1 人，即 $N_I = N_{II} = N_{III} = 1$。

由式(7.3)得各受检者属于不同灰类的系数：

$$n_{11} = \sum_{i=1}^{III} f_1(d_{i1}) N_i$$
$$= f_1(d_{11}) N_1 + f_1(d_{21}) N_2 + f_1(d_{31}) N_3$$
$$= f_1(4) + f_1(3) + f_1(2)$$

查图 7-6(a)知：$f_1(4) = 1$，$f_1(3) = 1$，$f_1(2) = 0.67$，故，$n_{11} = 1 + 1 + 0.67 = 2.67$。

此为 I、II、III 个评定者对第一个受检者属于"重度社会功能缺陷"灰类 $\otimes 1$ 的评价(白化函数)。按"中度"灰类归纳为：

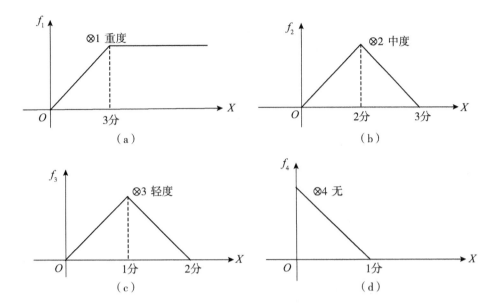

图 7-6 灰数 $\otimes 1$，$\otimes 2$，$\otimes 3$，$\otimes 4$ 的白化函数图

$$n_{12} = \sum_{i=1}^{\text{III}} f_2(d_{i1}) \, N_i$$
$$= f_2(d_{11}) \, N_1 + f_2(d_{21}) \, N_2 + f_2(d_{31}) \, N_3$$
$$= f_2(4) + f_2(3) + f_2(2)$$
$$= 0 + 0 + 1$$
$$= 1$$

依此类推，按"轻度"灰类归纳为：

$$n_{13} = \sum_{i=1}^{\text{III}} f_3(d_{i1}) \, N_i$$
$$= f_3(d_{11}) \, N_1 + f_3(d_{21}) \, N_2 + f_3(d_{31}) \, N_3$$
$$= f_3(4) + f_3(3) + f_3(2)$$
$$= 0 + 0 + 0$$
$$= 0$$

按"无"灰类归纳为

$$n_{14} = 0 + 0 + 0 = 0$$

5 个受检者分别属于重度、中度、轻度、无四个灰类的系数 n_{jk} 的矩阵为

$$
[n_{jk}] = \begin{array}{ccccc}
\text{重度}\otimes 1 & \text{中度}\otimes 2 & \text{轻度}\otimes 3 & \text{无}\otimes 4 \\
\begin{bmatrix}
2.67 & 1 & 0 & 0 \\
0.33 & 0.5 & 1 & 2 \\
0.67 & 1 & 2 & 1 \\
1.67 & 1 & 0 & 0 \\
2.67 & 1 & 0 & 0
\end{bmatrix}
\begin{array}{c}
1 \\ 2 \\ 3 \\ 4 \\ 5
\end{array}
\end{array}
$$

第四步，求权 r_{jk}。

由式(7.5)得

$$
n_1 = \sum_{k=1}^{4} n_{1k} = 2.67 + 1 + 0 + 0 = 3.67
$$

$$
n_2 = \sum_{k=1}^{4} n_{2k} = 0.33 + 0.5 + 1 + 2 = 3.83
$$

$$
n_3 = \sum_{k=1}^{4} n_{3k} = 0.67 + 1 + 2 + 1 = 4.67
$$

$$
n_4 = \sum_{k=1}^{4} n_{4k} = 1.67 + 1 + 0 + 0 = 2.67
$$

$$
n_5 = \sum_{k=1}^{4} n_{5k} = 2.67 + 1 + 0 + 0 = 3.67
$$

以上为各受检者分别属于 4 种灰类的系数之和。再由式(7.4)得各受检者对于重度、中度、轻度、无四个灰类的权如下：

$$
r_{11} = \frac{n_{11}}{n_1} = \frac{2.67}{3.67} = 0.73
$$

$$
r_{12} = \frac{n_{12}}{n_1} = \frac{1}{3.67} = 0.27
$$

$$
r_{13} = \frac{n_{13}}{n_1} = \frac{0}{3.67} = 0
$$

$$
r_{14} = \frac{n_{14}}{n_1} = \frac{0}{3.67} = 0
$$

据此可得灰类的权矩阵 $[r_{jk}]$。

第五步，构造灰类权矩阵 $[r_{jk}]$，本例为

$$[r_{jk}] = \begin{array}{cccc} \text{重度}\otimes 1 & \text{中度}\otimes 2 & \text{轻度}\otimes 3 & \text{无}\otimes 4 \end{array}$$

$$[r_{jk}] = \left[\begin{array}{cccc} 0.73 & 0.27 & 0 & 0 \\ 0.09 & 0.13 & 0.25 & 0.53 \\ 0.15 & 0.21 & 0.43 & 0.21 \\ 0.70 & 0.30 & 0 & 0 \\ 0.73 & 0.27 & 0 & 0 \end{array}\right] \begin{array}{c} 1 \\ 2 \\ 3 \\ 4 \\ 5 \end{array}$$

第六步，确定类别。

由于 $r_{11} = 0.73 > r_{12}$，r_{13}，r_{14}，所以对第一个受检者的社会功能缺陷评价总的倾向于"重度"。

$r_{24} = 0.53 > r_{21}$，r_{22}，r_{23}，对第二个受检者的社会功能缺陷评分倾向为"无"。

$r_{33} = 0.43 > r_{31}$，r_{32}，r_{34}，对第三个受检者的社会功能缺陷评价倾向于"轻度"。

$r_{41} = 0.7 > r_{42}$，r_{43}，r_{44}，倾向为"重度"。

$r_{51} = 0.73 > r_{52}$，r_{53}，r_{54}，倾向为"重度"。

注意，上述评价主要反映评定者的集中倾向，不应以哪个权重大就肯定为哪一类。如第二个受检者，尽管以"无"的权重最大，但不能以此下"无社会功能缺陷"的结论，因为该受检者毕竟在轻、中、重三个灰类都有一定权重，说明还是存在一定的社会功能缺陷，只是不明显而已。

从上述权的矩阵来看，灰色统计为进一步的决策提供了一组非常客观且能反映统计量之间关系的数据，比简单地进行均数和率的统计更好地揭示了复杂系统的内在规律性。

第四节　灰色聚类

灰色聚类(grey cluster)与灰色统计一样，也是建立在灰数的白化函数生成基础上的方法。灰色聚类是将聚类对象对于不同聚类指标所拥有的白化数按几个灰类进行归纳，从而判断该聚类对象属于哪一类。

记Ⅰ，Ⅱ，Ⅲ，…为聚类对象，1^*，2^*，3^*，…为聚类指标，1，2，3，…为聚类灰数，即灰类，d_{ij} 为聚类白化数，则有

$$d_{ij}, \quad i = \text{Ⅰ}, \text{Ⅱ}, \text{Ⅲ}, \cdots; \quad j = 1^*, 2^*, 3^*, \cdots$$

d_{ij} 是 i 类聚类对象对于 j 个聚类指标所拥有的白化数。灰色聚类步骤如下：

第一步：给出灰类白化数 d_{ij}。

第二步：确定灰类白化函数。

第三步：求标定聚类权（pointing cluster right）。由图7-7所示的某一图形给定 $f_{kj}(X)$，标定第 k 个聚类指标属于第 j 个灰类的聚类权 η_{kj}，

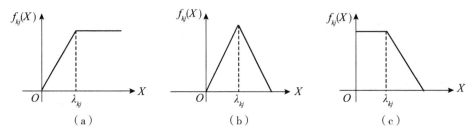

图7-7　k 个聚类指标属于 j 个灰类的聚类权

$$\eta_{kj} = \frac{\lambda_{kj}}{\sum_{i=1^*}^{n^*} \lambda_{ij}}, \quad j = 1, 2, 3, \cdots \qquad (7.7)$$

式中，λ_{ij} 为第 i 个灰类的第 j 个灰数；λ_{kj} 为第 k 个聚类指标属于 j 个灰类的灰数 $\otimes j$。

图7-7中 $f_{kj}(x)$ 为第 k 个聚类指标属于第 j 个灰类的白化函数，即灰数 $\otimes j$ 的白化函数。

第四步：求聚类系数（cluster coefficient），第 i 个聚类对象与 j 个灰类的聚类系数 σ_{ij} 为

$$\sigma_{ij} = \sum_{k=1^*}^{n^*} f_{kj}(d_{jk}) \eta_{kj}$$

$$i = \mathrm{I}, \mathrm{II}, \mathrm{III}, \cdots; \quad k = 1^*, 2^*, 3^*, \cdots; \quad j = 1, 2, 3, \cdots \qquad (7.8)$$

式中，$f_{kj}(d_{jk})$ 为第 k 个聚类指标属于第 j 个灰类的白化函数；η_{kj} 为第 k 个聚类指标属于 j 个灰类的聚类权。

第五步：构造聚类系数矩阵 $[\sigma_{ij}]$：

$$[\sigma_{ij}] = \begin{array}{c} \begin{array}{ccc} 1 & \quad 2 & \quad 3 \end{array} \\ \begin{bmatrix} \sigma_{11} & \sigma_{12} & \sigma_{13} \\ \sigma_{21} & \sigma_{22} & \sigma_{23} \\ \sigma_{31} & \sigma_{32} & \sigma_{33} \end{bmatrix} \begin{array}{l} \mathrm{I} \\ \mathrm{II} \\ \mathrm{III} \end{array} \end{array}, \quad i = \mathrm{I}, \mathrm{II}, \mathrm{III}, \cdots; \quad j = 1, 2, 3, \cdots$$

第六步：聚类。即根据第 i 个聚类对象所属第 j 个灰类的聚类系数大小，取最大聚类系数为该聚类对象所属的灰类。

$$\sigma_{ij} = \max \{ \sigma_{ij} \} \tag{7.9}$$

例 7.2 对 9 个已知为重性功能性精神病的受检者采用简易功能性精神病鉴别诊断量表进行评定，并对 9 个受检者采用灰色聚类法进行分析，问这 9 个受检者分别属于何种诊断分类？

第一步，给出聚类白化数 d_{ij}，即量表的实际评分经过无量纲化处理后的值。

第二步，确定灰类白化函数。

记 f_{kj} 为第 k 个量表条目对第 j 个灰类的白化函数。本例为三个灰类，即精神分裂症（1）、抑郁症（2）、躁狂症（3）。

功能性精神病鉴别诊断量表评分无量纲化值构成的矩阵为：

	1^*	2^*	3^*	4^*	5^*	6^*	7^*	8^*	9^*	
	1	0	0.25	0.75	0	0	0	0.75	0	I
	0.75	0	0	0.5	0	0	0	0.75	0	II
	1	0	0.25	1	0	0	0	0.5	0	III
	0	1	0.25	0	1	0	0.75	0	0	IV
	0	0.75	0	0	0.75	0	0.5	0	0	V
	0	0.5	0	0	0.75	0	1	0	0	VI
	0.75	0	1	0	0.75	0	0.5	0.75		VII
	0.5	0	0.75	0	0	1	0	0.25	0.5	VIII
	1	0	1	0	0	1	0	1	0.5	IX

对于精神分裂症（1），各种症状的聚类灰数为：

①思维迟缓（1^*）对于精神分裂症的灰数为 $\otimes 11 \in [0.75-\varepsilon, \ 0.75+\varepsilon]$（$\varepsilon$ 表示足够小的数）；

②思维加速（2^*）对于精神分裂症的灰数为 $\otimes 21 \in [0.2-\varepsilon, \ 0.2+\varepsilon]$；

③思维怪异（3^*）对于精神分裂症的灰数 $\otimes 31 \in [0.75, \ \infty]$；

④抑郁心境（4^*）对于精神分裂症的灰数为 $\otimes 41 \in [0.2-\varepsilon, \ 0.2+\varepsilon]$；

⑤情感高涨（5^*）对于精神分裂症的灰数为 $\otimes 51 \in [0.1-\varepsilon, \ 0.1+\varepsilon]$；

⑥情感淡漠（6^*）对于精神分裂症的灰数为 $\otimes 61 \in [0.75, \ \infty]$；

⑦活动增多（7^*）对于精神分裂症的灰数为 $\otimes 71 \in [0.1-\varepsilon, \ 0.1+\varepsilon]$；

⑧活动减少（8^*）对于精神分裂症的灰数为 $\otimes 81 \in [0.3-\varepsilon, \ 0.3+\varepsilon]$；

⑨行为怪异(9^*)对于精神分裂症的灰数为$\otimes 91 \in [0.75, \infty]$。

对于抑郁症(2)，各种症状的聚类灰数为：

①思维迟缓(1^*)对于抑郁症的灰数为$\otimes 12 \in [0.75, \infty]$；

②思维加速(2^*)对于抑郁症的灰数为$\otimes 22 \in [0.1-\varepsilon, 0.1+\varepsilon]$；

③思维怪异(3^*)对于抑郁症的灰数$\otimes 32 \in [0.2-\varepsilon, 0.2+\varepsilon]$；

④抑郁心境(4^*)对于抑郁症的灰数$\otimes 42 \in [0.75, \infty]$；

⑤情感高涨(5^*)对于抑郁症的灰数为$\otimes 52 \in [0.1-\varepsilon, 0.1+\varepsilon]$；

⑥情感淡漠(6^*)对于抑郁症的灰数为$\otimes 62 \in [0.3-\varepsilon, 0.3+\varepsilon]$；

⑦活动增多(7^*)对于抑郁症的灰数为$\otimes 72 \in [0.1-\varepsilon, 0.1+\varepsilon]$；

⑧活动减少(8^*)对于抑郁症的灰数为$\otimes 82 \in [0.75, \infty]$；

⑨行为怪异(9^*)对于抑郁症的灰数为$\otimes 92 \in [0.2-\varepsilon, 0.2+\varepsilon]$。

对于躁狂症(3)，各种症状的聚类灰数为：

①思维迟缓(1^*)对于躁狂症的灰数为$\otimes 13 \in [0.1-\varepsilon, 0.1+\varepsilon]$；

②思维加速(2^*)对于躁狂症的灰数为$\otimes 23 \in [0.75, \infty]$；

③思维怪异(3^*)对于躁狂症的灰数$\otimes 33 \in [0.25-\varepsilon, 0.25+\varepsilon]$；

④抑郁心境(4^*)对于躁狂症的灰数为$\otimes 43 \in [0.1-\varepsilon, 0.1+\varepsilon]$；

⑤情感高涨(5^*)对于躁狂症的灰数为$\otimes 53 \in [0.75, \infty]$；

⑥情感淡漠(6^*)对于躁狂症的灰数为$\otimes 63 \in [0.1-\varepsilon, 0.1+\varepsilon]$；

⑦活动增多(7^*)对于躁狂症的灰数为$\otimes 73 \in [0.75, \infty]$；

⑧活动减少(8^*)对于躁狂症的灰数为$\otimes 83 \in [0.1-\varepsilon, 0.1+\varepsilon]$；

⑨行为怪异(9^*)对于躁狂症的灰数为$\otimes 93 \in [0.25-\varepsilon, 0.25+\varepsilon]$。

按上述条件绘出白化函数图(图7-8)。

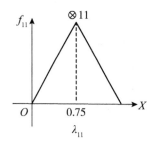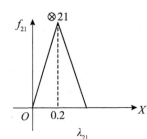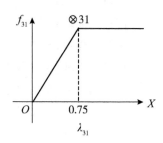

图7-8　$\otimes 11 \sim \otimes 93$ 的白化函数图(1)

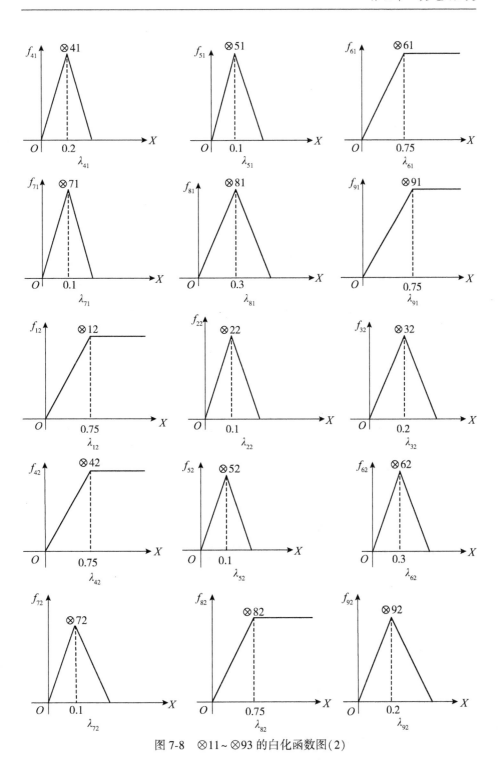

图 7-8 ⊗11～⊗93 的白化函数图（2）

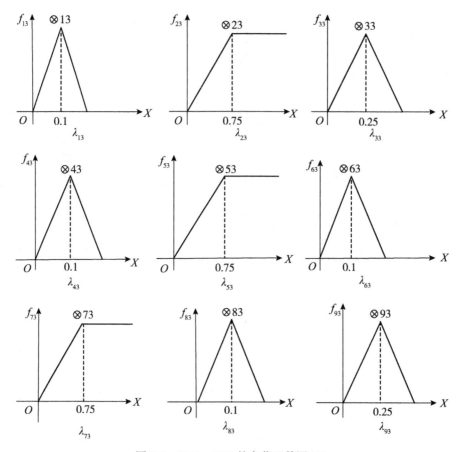

图 7-8　$\otimes 11 \sim \otimes 93$ 的白化函数图(3)

第三步，求标定聚类权。

由式(7.7)得思维迟缓(1^*)对于精神分裂症(1)的权为：

$$\eta_{11} = \frac{\lambda_{11}}{\sum\limits_{j=1}^{3} \lambda_{1j}} = \frac{\lambda_{11}}{\lambda_{11} + \lambda_{12} + \lambda_{13}} = \frac{0.75}{0.75 + 0.75 + 0.1} = 0.47$$

思维迟缓(1^*)对于抑郁症(2)的权为：

$$\eta_{12} = \frac{\lambda_{12}}{\lambda_{11} + \lambda_{12} + \lambda_{13}} = \frac{0.75}{0.75 + 0.75 + 0.1} = 0.47$$

思维迟缓(1^*)对于躁狂症(3)的权为：

$$\eta_{13} = \frac{\lambda_{13}}{\lambda_{11} + \lambda_{12} + \lambda_{13}} = \frac{0.1}{0.75 + 0.75 + 0.1} = 0.06$$

思维加速(2^*)对于精神分裂症(1)的权为:

$$\eta_{21} = \frac{\lambda_{21}}{\displaystyle\sum_{j=1}^{3} \eta_{2j}} = \frac{\lambda_{21}}{\lambda_{21} + \lambda_{22} + \lambda_{23}} = \frac{0.2}{0.2 + 0.1 + 0.75} = 0.19$$

思维加速(2^*)对于抑郁症(2)的权为:

$$\eta_{22} = \frac{\lambda_{22}}{\lambda_{21} + \lambda_{22} + \lambda_{23}} = \frac{0.1}{0.2 + 0.1 + 0.75} = 0.10$$

思维加速(2^*)对于躁狂症(3)的权为:

$$\eta_{23} = \frac{\lambda_{23}}{\lambda_{21} + \lambda_{22} + \lambda_{23}} = \frac{0.75}{0.2 + 0.1 + 0.75} = 0.71$$

依此类推, k 个指标对于 j 个灰类的权分别为:

$$\eta_{31} = \frac{\lambda_{31}}{\lambda_{31} + \lambda_{32} + \lambda_{33}} = \frac{0.75}{0.75 + 0.2 + 0.25} = 0.63$$

$$\eta_{32} = \frac{\lambda_{32}}{\lambda_{31} + \lambda_{32} + \lambda_{33}} = \frac{0.2}{0.75 + 0.2 + 0.25} = 0.17$$

$$\eta_{33} = \frac{\lambda_{33}}{\lambda_{31} + \lambda_{32} + \lambda_{33}} = \frac{0.25}{0.75 + 0.2 + 0.25} = 0.21$$

$$\eta_{41} = \frac{\lambda_{41}}{\lambda_{41} + \lambda_{42} + \lambda_{43}} = \frac{0.2}{0.2 + 0.75 + 0.1} = 0.19$$

$$\eta_{42} = \frac{\lambda_{42}}{\lambda_{41} + \lambda_{42} + \lambda_{43}} = \frac{0.75}{0.2 + 0.75 + 0.1} = 0.71$$

$$\eta_{43} = \frac{\lambda_{43}}{\lambda_{41} + \lambda_{42} + \lambda_{43}} = \frac{0.1}{0.2 + 0.75 + 0.1} = 0.10$$

$$\eta_{51} = \frac{\lambda_{51}}{\lambda_{51} + \lambda_{52} + \lambda_{53}} = \frac{0.1}{0.1 + 0.1 + 0.75} = 0.11$$

$$\eta_{52} = \frac{\lambda_{52}}{\lambda_{51} + \lambda_{52} + \lambda_{53}} = \frac{0.1}{0.1 + 0.1 + 0.75} = 0.11$$

$$\eta_{53} = \frac{\lambda_{53}}{\lambda_{51} + \lambda_{52} + \lambda_{53}} = \frac{0.75}{0.1 + 0.1 + 0.75} = 0.79$$

$$\eta_{61} = \frac{\lambda_{61}}{\lambda_{61} + \lambda_{62} + \lambda_{63}} = \frac{0.75}{0.75 + 0.3 + 0.1} = 0.65$$

$$\eta_{62} = \frac{\lambda_{62}}{\lambda_{61} + \lambda_{62} + \lambda_{63}} = \frac{0.3}{0.75 + 0.3 + 0.1} = 0.26$$

$$\eta_{63} = \frac{\lambda_{63}}{\lambda_{61} + \lambda_{62} + \lambda_{63}} = \frac{0.1}{0.75 + 0.3 + 0.1} = 0.09$$

$$\eta_{71} = \frac{\lambda_{71}}{\lambda_{71} + \lambda_{72} + \lambda_{73}} = \frac{0.1}{0.1 + 0.1 + 0.75} = 0.11$$

$$\eta_{72} = \frac{\lambda_{72}}{\lambda_{71} + \lambda_{72} + \lambda_{73}} = \frac{0.1}{0.1 + 0.1 + 0.75} = 0.11$$

$$\eta_{73} = \frac{\lambda_{73}}{\lambda_{71} + \lambda_{72} + \lambda_{73}} = \frac{0.75}{0.1 + 0.1 + 0.75} = 0.79$$

$$\eta_{81} = \frac{\lambda_{81}}{\lambda_{81} + \lambda_{82} + \lambda_{83}} = \frac{0.3}{0.3 + 0.75 + 0.1} = 0.26$$

$$\eta_{82} = \frac{\lambda_{82}}{\lambda_{81} + \lambda_{82} + \lambda_{83}} = \frac{0.75}{0.3 + 0.75 + 0.1} = 0.65$$

$$\eta_{83} = \frac{\lambda_{83}}{\lambda_{81} + \lambda_{82} + \lambda_{83}} = \frac{0.1}{0.3 + 0.75 + 0.1} = 0.09$$

$$\eta_{91} = \frac{\lambda_{91}}{\lambda_{91} + \lambda_{92} + \lambda_{93}} = \frac{0.75}{0.75 + 0.2 + 0.25} = 0.63$$

$$\eta_{92} = \frac{\lambda_{92}}{\lambda_{91} + \lambda_{92} + \lambda_{93}} = \frac{0.2}{0.75 + 0.2 + 0.25} = 0.17$$

$$\eta_{93} = \frac{\lambda_{93}}{\lambda_{91} + \lambda_{92} + \lambda_{93}} = \frac{0.25}{0.75 + 0.2 + 0.25} = 0.21$$

第四步,求聚类系数 σ_{ik}。

第 i 个聚类对象属于第 k 个灰类的系数见式(7.8)。由式(7.8)得第 I 个聚类对象属于精神分裂症(1)的聚类系数为:

$$\sigma_{11} = \sum_{k=1^*}^{9^*} f_{k1}(d_{1k}) \, \eta_{k1}$$

$$= f_{11}(d_{11}) \, \eta_{11} + f_{21}(d_{12}) \, \eta_{21} + f_{31}(d_{13}) \, \eta_{31} + f_{41}(d_{14}) \, \eta_{41}$$

$$\quad + f_{51}(d_{15}) \, \eta_{51} + f_{61}(d_{16}) \, \eta_{61} + f_{71}(d_{17}) \, \eta_{71} + f_{81}(d_{18}) \, \eta_{81} + f_{91}(d_{19}) \, \eta_{91}$$

$$= f_{11}(1) \times 0.47 + f_{21}(0) \times 0.19 + f_{31}(0.25) \times 0.63$$

$$\quad + f_{41}(0.75) \times 0.19 + f_{51}(0) \times 0.11 + f_{61}(0) \times 0.65$$

$$\quad + f_{71}(0) \times 0.11 + f_{81}(0.75) \times 0.26 + f_{91}(0) \times 0.63$$

$$= 0 \times 0.47 + 0 \times 0.19 + 0.33 \times 0.63 + 0 \times 0.19$$

$$\quad + 0 \times 0.11 + 0 \times 0.65 + 0 \times 0.11 + 0 \times 0.26$$

$$\quad + 0 \times 0.63 = 0.2$$

第Ⅰ个聚类对象属于抑郁症(2)的聚类系数为:

$$\sigma_{12} = \sum_{k=1^*}^{9^*} f_{k2}(d_{1k})\,\eta_{k2}$$

$$= f_{12}(d_{11})\,\eta_{12} + f_{22}(d_{12})\,\eta_{22} + f_{32}(d_{13})\,\eta_{32} + f_{42}(d_{14})\,\eta_{42} + f_{52}(d_{15})\,\eta_{52}$$

$$\quad + f_{62}(d_{16})\,\eta_{62} + f_{72}(d_{17})\,\eta_{72} + f_{82}(d_{18})\,\eta_{82} + f_{92}(d_{19})\,\eta_{92}$$

$$= 1 \times 0.47 + 0 \times 0.1 + 0 \times 0.17 + 1 \times 0.71 + 0 \times 0.11$$

$$\quad + 0 \times 0.26 + 0 \times 0.11 + 1 \times 0.65 + 0 \times 0.17 = 1.83$$

第Ⅰ个聚类对象属于躁狂症(3)的聚类系数为:

$$\sigma_{13} = \sum_{k=1^*}^{9^*} f_{k3}(d_{1k})\,\eta_{k3}$$

$$= 0 \times 0.06 + 0 \times 0.71 + 1 \times 0.21 + 0 \times 0.1 + 0 \times 0.79 + 0 \times 0.09 + 0 \times 0.79 + 0 \times 0.09 + 0 \times 0.21$$

$$= 0.21$$

第Ⅱ个聚类对象属于精神分裂症(1)的聚类系数为:

$$\sigma_{21} = \sum_{k=1^*}^{9^*} f_{k1}(d_{2k})\,\eta_{k1}$$

$$= f_{11}(d_{21})\,\eta_{11} + f_{21}(d_{22})\,\eta_{21} + f_{31}(d_{23})\,\eta_{31} + f_{41}(d_{24})\,\eta_{41} + f_{51}(d_{25})\,\eta_{51}$$

$$\quad + f_{61}(d_{26})\,\eta_{61} + f_{71}(d_{27})\,\eta_{71} + f_{81}(d_{28})\,\eta_{81} + f_{91}(d_{29})\,\eta_{91}$$

$$= 1 \times 0.47 + 0 \times 0.19 + 0 \times 0.63 + 0 \times 0.19 + 0 \times 0.11$$

$$\quad + 0 \times 0.65 + 0 \times 0.11 + 0 \times 0.26 + 0 \times 0.63 = 0.47$$

依此类推各聚类对象分别属于精神分裂症(1)、抑郁症(2)、躁狂症(3)的聚类系数如下:

第Ⅱ个聚类对象属于抑郁症(2)的聚类系数为:

$$\sigma_{22} = \sum_{k=1^*}^{9^*} f_{k2}(d_{2k})\,\eta_{k2} = 1.596$$

第Ⅱ个聚类对象属于躁狂症(3)的聚类系数为:

$$\sigma_{23} = \sum_{k=1^*}^{9^*} f_{k3}(d_{2k})\,\eta_{k3} = 0$$

第Ⅲ个聚类对象属于精神分裂症(1)的聚类系数为:

$$\sigma_{31} = \sum_{k=1^*}^{9^*} f_{k1}(d_{3k})\,\eta_{k1} = 0.205$$

第Ⅲ个聚类对象属于抑郁症(2)的聚类系数为:

$$\sigma_{32} = \sum_{k=1^*}^{9^*} f_{k2}(d_{3k})\,\eta_{k2} = 1.83$$

第Ⅲ个聚类对象属于躁狂症(3)的聚类系数为：

$$\sigma_{33} = \sum_{k=1^*}^{9^*} f_{k3}(d_{3k}) \eta_{k3} = 0.21$$

依此类推。

第五步，构造聚类系数矩阵$[\sigma_{ij}]$。

$$[\sigma_{ij}] = \begin{array}{ccc} 1 & 2 & 3 \end{array} \begin{bmatrix} 0.200 & 1.830 & 0.210 \\ 0.470 & 1.596 & 0 \\ 0.205 & 1.830 & 0.210 \\ 0.205 & 0 & 2.480 \\ 0 & 0 & 2.013 \\ 0 & 0 & 1.778 \\ 2.370 & 0.906 & 0 \\ 2.223 & 0.529 & 0 \\ 1.692 & 1.320 & 0 \end{bmatrix} \begin{array}{l} Ⅰ \\ Ⅱ \\ Ⅲ \\ Ⅳ \\ Ⅴ \\ Ⅵ \\ Ⅶ \\ Ⅷ \\ Ⅸ \end{array}$$

第六步，聚类。

根据式(7.9)取聚类系数最大值为聚类对象应属的类别。本例Ⅰ、Ⅱ、Ⅲ列属于抑郁症(2)灰类的聚类系数最大，应归入抑郁症；Ⅳ、Ⅴ、Ⅵ例属于躁狂症(3)灰类的聚类系数最大，应归入躁狂症；Ⅶ、Ⅷ、Ⅸ属于精神分裂症(1)灰类的聚类系数最大，应归入精神分裂症。

聚类结果为：

  精神分裂症(1)：Ⅶ、Ⅷ、Ⅸ

  抑郁症(2)：Ⅰ、Ⅱ、Ⅲ

  躁狂症(3)：Ⅳ、Ⅴ、Ⅵ

将上述9个聚类对象的评分结合临床来考虑，与实际情况是相符的，也与第五章、第六章系统聚类、模糊聚类的结果一致。可见灰色聚类也是适用于建立精神疾病诊断模型的数学方法之一。

第五节 关联分析在诊断中的应用

在精神科临床与科研工作中，我们常常需要做出各种因素之间关系的判断，以明确这些因素的内在联系，进一步寻找哪些是主要因素，哪些是次要因素。此外，在诊断过程中，我们又需要将受检者与各类疾病的标准模型进行比较，识别该受检者与哪一类疾病模型最为接近，即所谓模式识别或模式匹配(model matehing)。关联分析(relational analysis)在诸如因素分析和模式识别等方面都具有独特的效果和应用价值。本节主要从模式识别角度讨论关联分析在诊断中的应用。

事物的关联性实质上是曲线间几何形状的差别与相似性。因此，可以将曲线间差值的大小作为衡量关联程度的指标。

关联分析的对象是反映若干事物特征的一组数据列(array of data)。将有待分析的数据列作为参考数列(reference data)，记为 $X_0(k)$，相当于对受检者进行量表评定后所得的一组数据，将已标准化的各类疾病数据作为被比较数列(compared series)记为 $X_i(k)$，相当于各疾病分类的标准模型。将 $X_0(k)$ 与 $X_i(k)$ 进行比较，计算各关联度，就是模式识别的过程。

关联系数(relational coefficient)的计算公式为：

$$\xi_i(k) = \frac{\min_i \min_k |X_0(k) - X_i(k)| + 0.5 \max_i \max_k |X_0(k) - X_i(k)|}{|X_0(k) - X_i(k)| + 0.5 \max_i \max_k |X_0(k) - X_i(k)|}$$

(7.10)

式中，$\xi_i(k)$ 表示在 k 点值被比较曲线 X_i 与参考曲线 X_0 的相对差值，该相对差值称为 X_i 对 X_0 在 k 点值的关联系数；0.5 是分辨系数，记为 ζ，一般在 0 与 1 之间取值；$\min_i\min_k |X_0(k)-X_i(k)|$ 为两级的最小差；$\max_i\max_k |X_0(k)-X_i(k)|$ 为两级的最大差。

关联度(degree of association) r_i 实际是关联系数的一个集中值，即平均值：

$$r_i = \frac{1}{N}\sum_{k=1}^{N} \xi_i(k)$$

(7.11)

例 7.3 已知一受检者的简易功能性精神病鉴别诊断量表得分为 $X_0(k)$（参考数列），精神分裂症(1)、抑郁症(2)、躁狂症(3)标准模型的数据列（被比较数列）$X_i(k)$ 经标准化后的数据如下，求 $X_0(k)$ 与 $X_i(k)$ 的关联度，并依据关联度对受检者进行鉴别诊断。

受检者量表得分（参考数列）为：

$X_0 = (0, 1, 0.25, 0, 0.75, 0, 0.75, 0, 0)$

精神分裂症标准模型（被比较数列）为：

$$X_1 = (0.5, 0, 1, 0, 0, 1, 0, 0, 0.75)$$

抑郁症标准模型(被比较数列)为:

$$X_2 = (1, 0, 0.5, 0.75, 0, 0, 0, 0.75, 0)$$

躁狂症标准模型(被比较数列)为:

$$X_3 = (0, 0.75, 0, 0, 0.75, 0, 1, 0, 0)$$

计算关联度分为四步:

第一步,求差序列 X_0 与 X_1,X_2,X_3 各 k 点的绝对差值,见表 7-1。

表 7-1　　　　　　　　　X_0 与 X_1,X_2,X_3 各 k 点的绝对差值表

序　号	1	2	3	4	5	6	7	8	9
$\Delta_1 = \mid X_0(k) - X_1(k) \mid$	0.5	1	0.75	0	0.75	1	0.75	0	0.75
$\Delta_2 = \mid X_0(k) - X_2(k) \mid$	1	1	0.25	0.75	0.75	0	0.75	0.75	0
$\Delta_3 = \mid X_0(k) - X_3(k) \mid$	0	0.25	0.25	0	0	0	0.25	0	0

第二步,求两级最小差与最大差。

(1)求两级最小差:

$$\min_k \left| X_0(k) - X_1(k) \right| = 0$$

$$\min_k \left| X_0(k) - X_2(k) \right| = 0$$

$$\min_k \left| X_0(k) - X_3(k) \right| = 0$$

所有最小者再取小者,即两级最小差为:

$$\min_i \min_k \left| X_0(k) - X_i(k) \right| = 0$$

(2)求两级最大差:

$$\max_k \left| X_0(k) - X_1(k) \right| = 1$$

$$\max_k \left| X_0(k) - X_2(k) \right| = 1$$

$$\max_k \left| X_0(k) - X_3(k) \right| = 0.25$$

所有最大者中再取最大者,即两级最大差为:

$$\max_i \max_k \left| X_0(k) - X_i(k) \right| = 1$$

第三步,计算关联系数。

将以上两级最大差与两级最小差代入关联系数计算公式(7.10)得

$$\xi_i(k) = \frac{\min_i \min_k |X_0(k) - X_i(k)| + 0.5 \max_i \max_k |X_0(k) - X_i(k)|}{|X_0(k) - X_i(k)| + 0.5 \max_i \max_k |X_0(k) - X_i(k)|}$$

$$= \frac{0 + 0.5 \times 1}{|X_0(k) - X_i(k)| + 0.5 \times 1}$$

$$= \frac{0.5}{|X_0(k) - X_i(k)| + 0.5}$$

将表7-1中各 $|X_0(k) - X_i(k)|$ 值代入式(7.10)，可得受检者数据列 $X_0(k)$ 与三类疾病标准模型数据列 $X_i(k)$ 的一系列关联系数：

$$\xi_1(1) = \frac{0.5}{0.5 + 0.5} = 0.5$$

$$\xi_2(2) = \frac{0.5}{1 + 0.5} = 0.33$$

$$\xi_3(3) = \frac{0.5}{0.75 + 0.5} = 0.4$$

$$\xi_4(4) = \frac{0.5}{0 + 0.5} = 1$$

$$\xi_5(5) = \frac{0.5}{0.75 + 0.5} = 0.4$$

$$\xi_6(6) = \frac{0.5}{1 + 0.5} = 0.33$$

$$\xi_7(7) = \frac{0.5}{0.75 + 0.5} = 0.4$$

$$\xi_8(8) = \frac{0.5}{0 + 0.5} = 1$$

$$\xi_9(9) = \frac{0.5}{0.75 + 0.5} = 0.4$$

同理，可得 $X_0(k)$ 与 $X_1(k)$，$X_2(k)$，$X_3(k)$ 的关联系数。关联系数序列如下：

$\xi_1 = (\xi_1(1), \xi_1(2), \xi_1(3), \xi_1(4), \xi_1(5), \xi_1(6), \xi_1(7), \xi_1(8), \xi_1(9))$
$= (0.5, 0.33, 0.4, 1, 0.4, 0.33, 0.4, 1, 0.4)$

$\xi_2 = (\xi_2(1), \xi_2(2), \xi_2(3), \xi_2(4), \xi_2(5), \xi_2(6), \xi_2(7), \xi_2(8), \xi_2(9))$
$= (0.33, 0.33, 0.67, 0.4, 0.4, 1, 0.4, 0.4, 1)$

$\xi_3 = (\xi_3(1), \xi_3(2), \xi_3(3), \xi_3(4), \xi_3(5), \xi_3(6), \xi_3(7), \xi_3(8), \xi_3(9))$

$$= (1, \ 0.67, \ 0.67, \ 1, \ 1, \ 1, \ 0.67, \ 1, \ 1)$$

第四步，求关联度。

由式(7.11)得数据列 X_0 与 $X_i(i=1, \ 2, \ 3)$ 的关联度 r_i。

$$r_1 = \frac{1}{9}\sum_{k=1}^{9}\xi_1(k)$$

$$= \frac{1}{9}(\xi_1(1)+\xi_1(2)+\xi_1(3)+\xi_1(4)+\xi_1(5)+\xi_1(6)+\xi_1(7)+\xi_1(8)+\xi_1(9))$$

$$= \frac{1}{9}(0.5+0.33+0.4+1+0.4+0.33+0.4+1+0.4)$$

$$= 0.53$$

$$r_2 = \frac{1}{9}\sum_{k=1}^{9}\xi_2(k)$$

$$= \frac{1}{9}(\xi_2(1)+\xi_2(2)+\xi_2(3)+\xi_2(4)+\xi_2(5)+\xi_2(6)+\xi_2(7)+\xi_2(8)+\xi_2(9))$$

$$= \frac{1}{9}(0.33+0.33+0.67+0.4+0.4+1+0.4+0.4+1)$$

$$= 0.55$$

$$r_3 = \frac{1}{9}\sum_{k=1}^{9}\xi_3(k)$$

$$= \frac{1}{9}(\xi_3(1)+\xi_3(2)+\xi_3(3)+\xi_3(4)+\xi_3(5)+\xi_3(6)+\xi_3(7)+\xi_3(8)+\xi_3(9))$$

$$= \frac{1}{9}(1+0.67+0.67+1+1+1+0.67+1+1)$$

$$= 0.89$$

结果表明 X_0 与 X_3 的关联度最大($r_3=0.89$)，说明受检者数据列与躁狂症(3)标准模型的数据列最为相似或内在关系最为密切。进一步检验受检者的评分，主要集中于思维加速(1)，情感高涨(0.75)，活动增多(0.75)，故有理由诊断为躁狂症。

第八章 数理诊断模型的效度检验

第一节 一致性检验

疾病诊断的数学模型是由反映各类疾病特征性数值的分类数值模型（通常为特征数据构成的矩阵）和模式识别算法（如 Bayes 公式、距离公式等）两部分构成。以上各章内容主要是介绍建立数学模型及其模式识别的方法，当我们建立了某种疾病诊断的数学模型之后，就应对其进行检验，否则，我们无从知道这一模型的优劣和实用价值。对数学模型的检验应从理论和实践两个方面进行。理论检验主要是数学证明，一方面要证明分类数值模型的合理性，另一方面要证明模式识别算法应用于鉴别诊断的准确性。这些都需要通过数学证明来说明被检验模型的性能。对数学模型的实践检验是通过对该模型应用于临床后，与各种已被公认的诊断标准即金标准（gold standard）或诊断工具的一致性进行检验（conformance testing）来证明该诊断模型的效度，从而明确被检数学模型的实用价值。在此，我们仅讨论数学模型的效度检验方法，不涉及数学论证过程，理由很简单，数学论证属于纯数学范畴，不在本书讨论范围，其次是：(1)本书的目的主要是介绍建立精神疾病诊断数学模型的实用方法；(2)效度检验既有理论价值，也有实用价值，检验结果能说明数学模型的诊断与金标准的诊断在多大程度上是一致的，并可通过综合评价了解被检诊断用数学模型的实用价值。这正如把数学模型看作黑箱，我们只需要考察它的诊断行为导致的结果即可。

一、Kappa 系数(kappa coefficient)

Kappa 系数是检验真正一致性的指标，它能消除机遇一致性（chance uniformity）的影响，而求得两个以上结果之间的真实一致性（authentic uniformity），是检验诊断工具的常用方法。这里介绍 Kappa 和泛用 Kappa（Generalized Kappa，GK）。

1. Kappa

$$K = \frac{p_0 - p_c}{1 - p_c} \tag{8.1}$$

$$p_0 = \frac{a + d}{a + b + c + d} \tag{8.2}$$

$$p_c = \frac{(a + c)(a + b) + (b + d)(c + d)}{(a + b + c + d)^2} \tag{8.3}$$

例 8.1 用 Bayes 判别法对临床已确诊的 100 例功能性精神病进行再诊断，从中鉴别出情感性精神病，结果见表 8-1。

表 8-1 **Bayes 判别法与临床诊断的一致性**

		临床诊断		合计
		+	−	
数学模型诊断	+	50a	7b	57a+b
	−	5c	38d	43c+d
合计		55a+c	45b+d	100N

从表 8-1 可知，临床诊断为情感性精神病者 55 例，其他 45 例，Bayes 公式诊断为情感性精神病者 57 例，其他 43 例，有 50 例两种诊断都是情感性精神病，38 例两种诊断都诊断为非情感性精神病。请问两种诊断的一致程度如何？

解：由式(8.2)和式(8.3)分别求出 p_0 和 p_c：

$$p_0 = \frac{a + d}{a + b + c + d} = \frac{50 + 38}{100} = 0.88$$

$$p_c = \frac{(a + c)(a + b) + (b + d)(c + d)}{(a + b + c + d)^2} = \frac{3135 + 1935}{10000} = 0.507$$

再由式(8.1)得

$$\text{Kappa} = \frac{p_0 - p_c}{1 - p_c} = \frac{0.373}{0.493} = 0.757$$

当求得 Kappa 值后，应该进行显著性检验，计算 Z 值，判断 Kappa 值与 0 的差距是否具显著性意义。

$$Z = \frac{K}{\sqrt{V_k}} \tag{8.4}$$

$$V_k = \frac{p_0(1 - p_0)}{N(1 - p_c)^2} \tag{8.5}$$

当 $p_0 = p_c$ 时，式(8.5)可转换成式(8.6)的形式：

$$V_k = \frac{p_c}{N(1 - p_c)} \tag{8.6}$$

在求得 Z 值后，可将 Z 值与 1.96 或 2.58 比较，如果 2.58>Z>1.96，则 $P<0.05$，说明 K 值与 0 的差别具有显著性。若 Z>2.85，则 $P<0.01$，说明 K 值与 0 的差别具有非常显著性差异。

本例中，

$$V_k = \frac{0.88(1 - 0.88)}{100(1 - 0.507)^2} = \frac{0.1056}{24.3049} = 0.0043448$$

$$Z = \frac{K}{\sqrt{V_k}} = \frac{0.757}{\sqrt{0.0043448}} = 11.49$$

$Z=11.49>2.58$，故 $P<0.01$，具有非常显著性差异，说明 Bayes 判别法与临床诊断对情感性精神病诊断的一致性非常高，并非机遇所致。对 Kappa 值(K 值)进行显著性检验仅说明 K 值与 0 比较有无统计学显著性意义，并不能说明 K 值的临床意义。若从临床角度评价，Kappa 在 0.4~0.5 范围时为可以接受，在 0.5~0.6 范围时为比较好，0.6~0.7 范围时是好的，0.7 以上为非常好。本例 $K>0.7$，无需显著性检验即可确认二者的一致性非常高，且有临床应用价值。

如果我们要比较两个 K 值(K_1，K_2)的差异是否具有显著性，应采用下式计算 Z 值：

$$Z = \frac{K_1 - K_2}{\sqrt{V_{k1} + V_{k2}}} \tag{8.7}$$

当 2.58>Z>1.96 时，$P<0.05$；当 Z>2.58 时，$P<0.01$。

另外，在表 8-1 的基础上可采用 Kappa 的简便计算公式计算 K 值。

$$K = \frac{2(ad - bc)}{(a + b)(b + d) + (a + c)(c + d)} \tag{8.8}$$

2. 泛用 Kappa

以上 Kappa 只适用于两个工具或诊断者对两种结果的判定，当工具和诊断者在 2 个以上或诊断结果在 2 个以上时，就不宜用 Kappa，而应采用泛用 Kappa 评价其一致性。

$$GK = \frac{P_0 - P_c}{1 - P_c} \tag{8.9}$$

$$P_0 = \frac{\sum\limits_{j=1}^{N} \sum\limits_{i=1}^{c} n_{ij}^2 - NR}{NR(R-1)} \tag{8.10}$$

$$P_c = \sum\limits_{i=1}^{c} P_i^2 \tag{8.11}$$

例 8.2　3 种诊断工具(R)对 7 名对象(N)进行 5 种结果(c)的诊断，试评价其诊断的一致性，结果见表 8-2。

表 8-2　　　　　　　　　　　　**3 种诊断工具的诊断结果表**

对象	诊断结果(c)					
	$1(n_{1j}^2)$	$2(n_{2j}^2)$	$3(n_{3j}^2)$	$4(n_{4j}^2)$	$5(n_{5j}^2)$	$\sum\limits_{i=1}^{c} n_{ij}^2$
1	0	2(4)	1(1)	0	0	5
2	1(1)	2(4)	0	0	0	5
3	3(9)	0	0	0	0	9
4	0	0	3(9)	0	0	9
5	1(1)	0	2(4)	0	0	5
6	2(4)	0	0	1(1)	0	5
7	0	0	0	1(1)	2(4)	5
$\sum\limits_{j=1}^{N}$	7	4	6	2	2	43
NR	21	21	21	21	21	
P_i	0.333	0.190	0.286	0.095	0.095	
P_i^2	0.111	0.036	0.082	0.009	0.009	$\sum\limits_{i=1}^{c} P_i^2 = 0.247$
P_i^3	0.037	0.0069	0.023	0.0009	0.0009	$\sum\limits_{i=1}^{c} P_i^3 = 0.0687$

解：在表8-2中，$P_i = \dfrac{\sum\limits_{j=1}^{N} n_{ij}}{NR}$ 表示类别比例，即将对象 i 诊断为 j 类结果的人数占所有诊断的比例。由表中数据可计算 P_0 和 P_c 及 GK 值。

$$P_0 = \frac{\sum\limits_{j=1}^{N}\sum\limits_{i=1}^{c} n_{ij}^2 - NR}{NR(R-1)} = \frac{43-21}{21 \times (3-1)} = \frac{22}{42} = 0.524$$

$$P_c = \sum\limits_{i=1}^{c} P_i^2 = 0.247$$

$$GK = \frac{P_0 - P_c}{1 - P_c} = \frac{0.277}{0.753} = 0.368$$

进一步计算 Z 值，检验 GK 与 0 比较的显著性。

$$Z = \frac{GK}{\sqrt{V_{GK}}} \tag{8.12}$$

$$V_{GK} = \frac{2\left[\sum\limits_{i=1}^{c} P_i^2 - (2R-3)\left(\sum\limits_{i=1}^{c} P_i^2\right)^2 + 2(R-2)\sum\limits_{i=1}^{c} P_i^3\right]}{NR(R-1) \times \left[1 - \sum\limits_{i=1}^{c} P_i^2\right]^2} \tag{8.13}$$

本例中，

$$V_{GK} = \frac{2 \times \left[0.247 - (2 \times 3 - 3)(0.247)^2 + 2(3-2) \times 0.0687\right]}{21 \times (3-1)(1-0.247)^2}$$

$$= \frac{0.402746}{42 \times 0.567} = \frac{0.402746}{23.814} = 0.0169$$

$$Z = \frac{0.368}{\sqrt{0.0169}} = 2.829$$

由于 $Z = 2.829 > 1.96$，故该三个诊断工具的 GK 值与 0 比较有显著性差异，一致性理想。

二、组内相关系数 ICC（internal correlation coefficient）

当采用 2 个以上诊断工具对 2 类结果进行诊断时，适于用 ICC 进行检验。

1. 组内相关系数公式

$$ICC = 1 - \frac{NR\left[R\sum_j\sum_i S - \sum_j\left(\sum_i S\right)^2\right]}{\sum_j\sum_i S(NR - \sum_j\sum_i S)(R-1)} \tag{8.14}$$

例 8.3　采用 3 种诊断工具(R)对 7 名患者(N)作出是否为精神分裂症的诊断，结果见表 8-3，试评价其一致性。

由式(8.14)得：

$$ICC = 1 - \frac{7 \times 3 \times (3 \times 13 - 31)}{13 \times (7 \times 3 - 13)(3-1)} = 1 - \frac{168}{208} = 0.192$$

表 8-3　　　　　　　　**3 种诊断工具对 7 名患者精神分裂症诊断结果**

对象	诊断工具(R)			$\sum_i S$	$\left(\sum_i S\right)^2$
	1	2	3		
1	0	0	0	0	0
2	1	1	0	2	4
3	0	0	1	1	1
4	0	1	1	2	4
5	1	1	1	3	9
6	1	1	1	3	9
7	0	1	1	2	4
$\sum_j$	3	5	5	$\sum_j\sum_i S = 13$	$\sum_j\left(\sum_i S\right)^2 = 31$

算得 ICC 后，再计算 χ^2 值，以检验其显著性。

$$\chi^2 = N[1+(R-1)ICC] \tag{8.15}$$

本例

$$\chi^2 = 7 \times [1+(3-1) \times 0.192] = 9.688$$

查 χ^2 表知，$\chi^2(N-1, 0.05)$ 为 $\chi^2(6, 0.05) = 12.59$。本例 $\chi^2 = 9.688 < 12.59$，故 $P > 0.05$。可见三个诊断工具的一致性不佳。

2. 借助方差分析的组内相关系数（ICC via ANOVA）

当多种诊断工具($R \geq 2$)对多名受检者进行多种结果($C \geq 2$)的诊断时，

则需采用 ICC via ANOVA 进行评价，尤其是在每个受检者被诊断的次数各不相等时，只有此法才适用。

（1）方差分析。方差分析的计算公式如下：

$$F = \frac{\text{MSB}}{\text{MSW}} \tag{8.16}$$

$$\text{MSB} = \frac{\text{SSB}}{N-1} \tag{8.17}$$

$$\text{MSW} = \frac{\text{SSW}}{M-N} \tag{8.18}$$

$$\text{SSB} = \sum_j^N \frac{\left(\sum_i s_i\right)^2}{n_i} - \frac{\left(\sum_j \sum_i s_i\right)^2}{M} \tag{8.19}$$

$$\text{SST} = \sum_i \sum_j X_{ij}^2 - \frac{\left(\sum_j \sum_i s_i\right)^2}{M} \tag{8.20}$$

$$\text{SSW} = \text{SST} - \text{SSB} \tag{8.21}$$

式中，SSB 为组间离均差平方和；SSW 为组内离均差平方和；MSB 为组间均方；MSW 为组内均方；M 为实际诊断次数，当每个受检者被诊断次数相同时，$M=NR$（N 为受检者例数，R 为诊断工具或诊断者的数量）。

例 8.4 3 种诊断工具对 5 名受检者进行 5 种结果的诊断，结果见表 8-4，试评价 3 种工具的一致性。

解：由表 8-4 及式（8.16）~式（8.21）可得

$$\text{SST} = \sum_i \sum_j X_{ij}^2 - \frac{\left(\sum_j \sum_i s_i\right)^2}{M} = 86 - 900 \div 13 = 16.769$$

$$\text{SSB} = \sum_j^N \frac{\left(\sum_i s_i\right)^2}{n_i} - \frac{\left(\sum_j \sum_i s_i\right)^2}{M} = 80.33 - 900 \div 13 = 11.099$$

$$\text{SSW} = \text{SST} - \text{SSB} = 16.769 - 11.099 = 5.67$$

$$\text{MSW} = \frac{\text{SSW}}{M-N} = \frac{5.67}{13-5} = 0.70875$$

$$\text{MSB} = \frac{\text{SSB}}{N-1} = \frac{11.099}{5-1} = 2.77475$$

$$F = \frac{\text{MSB}}{\text{MSW}} = \frac{2.77475}{0.70875} = 3.915$$

表 8-4 三种诊断工具对 **5 名受检者的 5 种结果**

对象 (N)	诊断工具(R)			$\sum_i s_i$	$\left(\sum_i s_i\right)^2$	$\dfrac{\left(\sum_i s_i\right)^2}{n_i}$
	1	2	3			
1	4(16)	4(16)	3(9)	11	121	40.33
2	1(1)	1(1)	1(1)	3	9	3
3	2(4)	3(9)	—	5	25	12.5
4	2(4)	2(4)	2(4)	6	36	12
5	—	1(1)	4(16)	5	25	12.5
$\sum_j X_{ij}^2$	25	31	30	$\sum_j\sum_i s_i = 30$	$\sum_j\sum_i s_i^2 = 216$	
$\sum_i\sum_j X_{ij}^2 = 86$				$\sum_j^N \dfrac{\left(\sum_i s_i\right)^2}{n_i} = 80.33$		

（2）计算 ICC：

$$ICC = \frac{MSB - mMSW}{MSB + m(R_0 - 1)MSW} \tag{8.22}$$

$$m = \frac{N(R_0 - 1)}{N(R_0 - 1) - 2} \tag{8.23}$$

$$R_0 = \frac{M - \sum_{i=1}^{N} \dfrac{n_i^{\,2}}{M}}{N - 1} \tag{8.24}$$

式中，n_i 为受检者 i 被诊断工具诊断的次数。本例第 1 个受检者 1、2、3 种工具各诊断一次，故 n_i 为 3，则

$$\sum_{i=1}^{N} \frac{n_i^{\,2}}{M} = \frac{3^2}{13} + \frac{3^2}{13} + \frac{2^2}{13} + \frac{3^2}{13} + \frac{2^2}{13} = 2.69$$

$$R_0 = \frac{M - \sum_{i=1}^{N} \dfrac{n_i^{\,2}}{M}}{N - 1} = \frac{13 - 2.69}{5 - 1} = 2.58$$

$$m = \frac{5 \times (2.58 - 1)}{5 \times (2.58 - 1) - 2} = \frac{7.9}{5.9} = 1.34$$

$$ICC = \frac{MSB - mMSW}{MSB + m(R_0 - 1)MSW} = \frac{2.77475 - 1.34 \times 0.70875}{2.77475 + 1.34 \times (2.58 - 1) \times 0.70875}$$

$$=\frac{1.825}{4.275}=0.4269$$

ICC via ANOVA 的显著水平与 F 值的显著性水平一致，只要知道 F 值，查 F 界值表即可知道。当 $F>F(N-1, M-N)a$ 时，$P<a$。$N-1$ 为较大均方的自由度，$M-N$ 为较小均方的自由度。本例 $F=3.915>F(4, 8)0.05$，故 $P<0.05$，说明三种诊断工具的一致性较好。

第二节　综 合 评 价

所谓综合评价(comprehensive evaluation)是从敏感性、特异性等方面对诊断数学模型的实用价值进行检验。一般来说，从一致性检验的结果即可判定某一诊断工具(数学模型等)的真实性。然而我们在将某一诊断数学模型用于临床时，仅知道它与某种金标准的平行效度是不够的，我们还要对其有更多的了解，要知道该模型对某类疾病诊断的敏感性是多少、特异性是多少以及总一致率是多少，等等。只有了解到诊断数学模型各方面的性能，我们才可能正确地使用这一诊断模型或诊断工具。例如，敏感性高的诊断模型适用于流行病学调查，而特异性高的诊断模型更适合作为研究用筛选工具。以下对各种检验的计算一一说明。

一、敏感性与假保险

这两项指标用于检验金标准诊断为阳性者中被待检模型诊断为阳性或阴性的频率。将某种诊断数学模型与金标准进行比较时，将出现如表 8-5 所示的情况。

表 8-5　　　　　　　　金标准与待检模型的诊断结果表

待检模型		金标准		合计
		+	−	
待检模型	+	a	b	a+b
	−	c	d	c+d
合计		a+c	b+d	N

注：a 表示模型诊断为某病(阳性)，金标准也诊断为某病(阳性)；b 表示模型诊断为某病(阳性)而金标准不诊断为该病(阴性)；c 表示模型不诊断为某病(阴性)而金标准诊断为该病(阳性)；d 表示模型和金标准都不诊断为某病(阴性)；N 为总例数。

1. 敏感性(sensitivity)

敏感性是指待检模型为阳性且金标准也诊断为阳性者的数量(a)与金标准诊断为阳性者总数($a+c$)之比，即

$$敏感性 = \frac{a}{a+c} \tag{8.25}$$

2. 假保险(false insurance)

假保险是指待检模型诊断为阴性而金标准诊断为阳性者(c)与金标准诊断为阳性者总数($a+c$)之比，即

$$假保险 = \frac{c}{a+c} \tag{8.26}$$

由于

$$敏感性 + 假保险 = \frac{a}{a+c} + \frac{c}{a+c} = \frac{a+c}{a+c} = 1 \tag{8.27}$$

因此

$$假保险 = 1 - 敏感性 \tag{8.28}$$

$$敏感性 = 1 - 假保险 \tag{8.29}$$

二、特异性与假警报

这两个指标用于检验金标准诊断为阴性者中被待检模型诊断为阴性或阳性的频率。

1. 特异性(specificity)

特异性是指待检模型诊断为阴性且金标准也诊断为阴性者数量(d)与金标准诊断为阴性者总数($b+d$)之比，即

$$特异性 = \frac{d}{b+d} \tag{8.30}$$

2. 假警报(false alarm)

假警报是指待检模型诊断为阳性而金标准诊断为阴性者(b)与金标准诊断为阴性者总数($b+d$)之比，即

$$假警报 = \frac{b}{b+d} \tag{8.31}$$

由于

$$特异性 + 假警报 = \frac{d}{b+d} + \frac{b}{b+d} = \frac{b+d}{b+d} = 1 \tag{8.32}$$

因此

$$假警报 = 1-特异性 \qquad (8.33)$$

$$特异性 = 1-假警报 \qquad (8.34)$$

三、阳性预测值与假阳性

这两个指标用于检验待检模型诊断为阳性者中的真实阳性频率。

1. 阳性预测值(positive predictive value)

阳性预测值是指待检模型诊断为阳性且金标准也诊断为阳性者的数量(a)与待检模型诊断为阳性者总数($a+b$)之比,即

$$阳性预测值 = \frac{a}{a+b} \qquad (8.35)$$

2. 假阳性(false positive)

假阳性是指待检模型诊断为阳性而金标准诊断为阴性者的数量(b)与待检模型诊断为阳性者总数($a+b$)之比,即

$$假阳性 = \frac{b}{a+b} \qquad (8.36)$$

由于

$$阳性预测值 + 假阳性 = \frac{a}{a+b} + \frac{b}{a+b} = \frac{a+b}{a+b} = 1 \qquad (8.37)$$

因此

$$阳性预测值 = 1-假阳性 \qquad (8.38)$$

$$假阳性 = 1-阳性预测值 \qquad (8.39)$$

四、阴性预测值与假阴性

这两个指标用于检验待检模型诊断为阴性者中的真实阴性频率。

1. 阴性预测值(negative predictive value)

阴性预测值是指待检模型诊断阴性且金标准也诊断为阴性者的数量(d)与待检模型诊断为阴性者总数($c+d$)之比,即

$$阴性预测值 = \frac{d}{c+d} \qquad (8.40)$$

2. 假阴性(false negative)

假阴性是指待检模型诊断为阴性而金标准诊断为阳性者的数量(c)与待检模型诊断为阴性者总数($c+d$)之比,即

$$假阴性 = \frac{c}{c+d} \qquad (8.41)$$

由于

$$假阴性 + 阴性预测值 = \frac{c}{c+d} + \frac{d}{c+d} = \frac{c+d}{c+d} = 1 \qquad (8.42)$$

因此

$$假阴性 = 1 - 阴性预测值 \qquad (8.43)$$

$$阴性预测值 = 1 - 假阴性 \qquad (8.44)$$

五、总一致率

总一致率(overall consistency rate)是指待检模型的诊断与金标准诊断完全一致者,包括阳性一致者和阴性一致者的数量($a+d$)与总例数(N)之比,即

$$总一致率 = \frac{a+d}{N} \qquad (8.45)$$

关于总一致率对诊断工具的评价是否具有实用价值,有的学者持否定观点。笔者认为对诊断工具的信度和效度检验,当属上述 Kappa 值和组内相关系数可靠。但目前为止,尚未见 Kappa 一致性高的诊断工具,其总一致率却反而低的研究结果,相反亦未见总一致率高的两个诊断工具,其 Kappa 一致性却很低的报道。作为一个指标,可为诊断工具提供更多参考信息,总一致率有其计算简便快捷的优点。

例8.5 采用某数学模型和 DSM-Ⅲ-R 对 100 名受检者独立进行诊断,结果见表8-6,试以 DSM-Ⅲ-R 诊断为金标准对该数学模型进行综合评价。

表8-6 **数理诊断模型和 DSM-Ⅲ-R 的诊断结果**

		DSM-Ⅲ-R		合计
		+	−	
待检模型	+	68(a)	1(b)	69($a+b$)
	−	3(c)	28(d)	31($c+d$)
合计		71($a+c$)	29($b+d$)	100(N)

解:由式(8.25)~式(8.45)得

$$敏感性 = \frac{a}{a+c} = \frac{68}{71} = 0.958$$

$$假保险 = \frac{c}{a+c} = \frac{3}{71} = 0.042$$

$$特异性 = \frac{d}{b+d} = \frac{28}{29} = 0.966$$

$$假警报 = \frac{b}{b+d} = \frac{1}{29} = 0.034$$

$$阳性预测值 = \frac{a}{a+b} = \frac{68}{69} = 0.986$$

$$假阳性 = \frac{b}{a+b} = \frac{1}{69} = 0.014$$

$$阴性预测值 = \frac{d}{c+d} = \frac{28}{31} = 0.903$$

$$假阴性 = \frac{c}{c+d} = \frac{3}{31} = 0.097$$

$$总一致率 = \frac{a+d}{N} = \frac{96}{100} = 0.96$$

从上述结果可以看出，该数学模型不仅与金标准的总一致率高，而且敏感性、特异性等指标均非常理想（大于0.9），说明该数学模型的诊断结果与金标准具有良好的效度。

第九章　数理诊断系统的建立

本章将对数理诊断系统(digital diagnostic system)的建立加以概述，也是对前面各章理论的具体应用，使读者对数理诊断系统的建立有概括性的了解。

第一节　建立数理诊断系统的条件

数理诊断系统是综合应用数理诊断学原理与方法，借助于计算机技术建立的以实现对某类疾病或多类疾病进行诊断的工具。之所以把它叫作"系统"，是因为在制作一个数理诊断工具时，所应用的不只是某个孤立的数学方法，而是多个或一系列数学方法的综合应用。从信息提取、建模、模式识别到最终给出诊断结果，均是闭合的、独立的，由同一个工具实现。那么，要建立这么一个系统，需要具备什么条件呢？对精神疾病而言，至少需要如下6个，缺一不可。

一、数值转换工具

数理诊断最基本的一条就是要有可供计算的数据，然而精神病理现象中可以直接提取的直观数据极少。例如，某患者行为怪异，表现为青春样行为，时而弃衣而奔，时而面壁而立，对于这么一种表现、一种状态，定性地描述并不难，难就难在合理地定量。为了对精神病理现象进行数值转换(nunberical converson)，数值转换工具(unit conversion)是必不可少的，各种量表的主要用途就在于此。由于量表的种类繁多，使用时要注意其使用范围、用途和方法。本章第二节及附录 A 中介绍了量表的有关知识，有了量表，我们就可以对某个具体对象加以评定，将定性资料转换为计量资料。

二、足够的训练样本

所谓训练样本（training sample），就是用于建立数值模型的原始病历，这些病例的各种资料应是完整的、真实的、有代表性的。对于每一个具体病例，我们虽然能尽可能做到完整地、真实地采集有关原始资料，但这并不能保证资料的代表性，因为代表性除与病例来源有关外，还与病例数量有关，达不到一定数量，所提取的病例资料就不能反映出它所代表的那一类疾病总体的临床特征，依据这样的资料所做出的诊断效度也是不理想的。也就是说，样本量太少不足以代表总体。为了提取能反映总体真实情况的信息，可以适当地扩大样本数，扩大到多少为宜，应该视诊断模型的需要而定，不同疾病的患病率以及分析手段、项目预算等都应考虑在内。一般而言，所谓足够大的样本应以不造成人力、物力资源的浪费，又能反映所代表疾病总体特征，且分析手段能够胜任为宜。应该注意的是，盲目扩大样本数量，其总体代表性虽然不错，但会给数据处理与分析带来几乎无法克服的困难。我们知道计算机的内存空间总是有限的，如果样本量太大，做起聚类分析来就会因内存空间不够而不得不改变原计划，被迫取舍部分病例而造成不必要的浪费。

三、计算机设备

建立数理诊断模型时，我们的首要任务就是要从大量的原始数据中提取对诊断有帮助的特征数值，这个提取过程就是前述的数据处理与分析。如果数据量非常大，计算复杂，人工计算无法胜任，就必须借助于计算机才能完成。目前已有各种版本的统计软件出售，非常便利。

四、构建数学模型的方法

有了计算机设备，只是具备了建立数学模型的硬件设备，如果没有相应的数据处理、分析、建模的方法，也就是说没有"软件"系统，同样也无法建立起数学模型。如前所述，不同的数据来源、不同的数据生成方法，应该用不同的数学方法加以处理，进而建立不同类型的数学模型。一般而言，随机事件应借助于概率论及其方法，模糊现象应采用模糊数学理论及其方法，而对于灰色系统则需要借助灰色系统理论进行灰数生成、灰色统计、灰色聚类等。对于复杂系统，往往将各种方法综合应用。

五、模式识别方法

所谓模式识别法，是将某个待诊断病例的数据列与数学模型进行匹配的过程。是诊断系统中"软件"部分的重要组成部分。如同数学模型的建立一样，模式识别也应与系统的类型相一致，如果是模糊模型就应采用模糊识别法，例如贴近度等。同理，灰色系统可采用关联分析，随机事件一般多采用 Bayes 公式或最大似然法进行模式识别。

六、检测手段

具备了以上 5 条，就具备了建立数理诊断系统的基本条件，但尚无法知道已建立的诊断系统是否实用，是否比现有的诊断系统更为理想。这就必须对已建立的系统进行检验。精神疾病诊断工具的检验不同于其他诊断工具的检验。精神疾病往往缺乏精确定量和公认的金标准，加之文化因素的影响，肯定或否定某个诊断工具十分困难。根据笔者研制 CSPD 的经验，评价或检验一个诊断工具，应该从如下方面进行。

1. 信度检验

信度检验主要是检验诊断工具的稳定性，看其是否会受到检查时间、使用者等因素的影响。一个稳定的、不受或很少受检查时间和使用者等因素影响的诊断工具，在相距第一次诊断之后，一定时间之内再次诊断的结果应该是一致的，至少一致性应该很高，且不同使用者之间的一致性也要符合信度检验要求。具体检验方法可参阅第八章。

2. 效度检验

诊断工具的另一个性能检验是看它能否准确地诊断出各类疾病。对精神疾病而言，所谓准确是相对的，不同的疾病分类系统、不同的诊断理论都会对诊断结果产生明显影响。虽然准确性是相对的，但随着精神医学的发展，形成了一些基本上被公认的分类系统和诊断标准，而且不同国家或地区在长期临床实践中，已经形成了各具特色的诊断标准和系统。效度检验主要是与这些既存的诊断系统或临床诊断进行一致性检验，具体请参阅本书第八章。

3. 综合评价

通常经过信度检验和效度检验之后，就可以大致了解一个诊断工具的性能，可以依据其结果评价诊断工具是否可用。一旦认为某诊断工具的信度、效度良好，决定采用，就应该对其进行更为详细的评价，即综合评价。通过综合评价，我们可以了解到作为一个诊断工具，它更适合于临床还是适合于流行病学调查，或者是更适用于科研。敏感性、特异性等是综合评价的主要指标之一。图 9-1 是敏感性与特异性的关系图，可见一个敏感性高的工具其特异性会相对较低，见 A 点（敏感性 90%，特异性 60%）；反之亦然，见 C 点（敏感性 60%，特异性 90%）；两者相等时，见 B 点（敏感性 80%，特异性 80%）。由此可见，用于流行病学调查时，选择 A 点的工具为宜，用于科研时，选择 C 点的工具为宜，而 B 点的工具较适合于临床应用。此外，还应对总符合率、阳性预测值、阴性预测值、假阳性率、假阴性率进行评价。

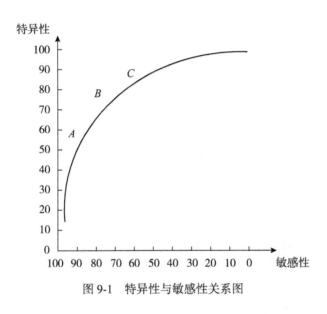

图 9-1 特异性与敏感性关系图

第二节 数理诊断模型的建立过程

一、选题

选题主要是指建立一个怎样的数理诊断系统，如功能性精神疾病数理诊断系统、神经症数理诊断系统等。笔者曾以数理模型为主，辅以逻辑判断方法开发了"精神疾病计算机诊断系统（CSPD）"，该系统能对神经症、重症功能性精神疾病、器质性精神障碍等多类疾病进行诊断。选题的原则需根据现有条件和课题目的来确定。

二、编制量表与数量化

量表是将精神病理现象进行数量化的工具，根据不同的选题编制不同的量表。诊断用量表一般包括如下内容：

1. 条目

每个条目的设置应与选题相适应，考虑到其表面效度、结构效度等。条目的言语表达要做到准确、通俗易懂。条目的多少以能反映要诊断的各类疾病的临床特征为宜。本书在编制"精神状况检查提纲（SAPC）"时，设置了123个条目，其中包括神经症性症状、精神病性症状、缺损性症状、与心因有关的症状、各种检查所见、既往史、家族史、病程、人格及性心理评价等多个方面，详见附录A。由于是计算机诊断系统，许多数理诊断难以实现的条目也包括进去了，如果是单一疾病的数理诊断系统，只需要临床症状部分就够了。

2. 定义

每个条目应该有明确的定义，要尽可能做到每个条目是独立的，有明确的内涵外延，不能相互包含，否则将会影响系统的鉴别力。通常条目的定义应以所建系统的需要为主，尽可能与公认的概念相吻合，条目的定义只限于系统内使用。

3. 指导语

这里指导语的意思是指导检查者如何向受检者提出问题，以免检查者随心所欲地提问而导致错误的诱导式提问，同时可以避免检查者之间因提问方式不同而出现检出结果的较大不一致。指导语的好坏直接影响到量表的效度。

4. 评分标准

各条目都有其特定概念，所评定的内容各不相同，不能用同一个标准评分。单个症状往往受多因素影响，如幻觉发生的频度、持续时间、患者的行为是否受幻觉的影响，患者对自己的症状是否有自知力等。所以每个条目的每个等级都应有具体的评分标准。

量表编制之后，还应该对其进行信度、效度检验方能使用。以上均请参阅附录A的精神状况检查提纲（SAPC）。

三、数据处理

数据处理的目的是为建立数理诊断模型做准备。为了与前述概率的、模糊的、灰色的模型相适应，本书主要采用以下数据处理方法：(1)数据的标准化方法；(2)计算距离、相关系数以及灰色统计等方法。

四、建立数学模型及模式识别

在已计算距离或相关系数的基础上进行聚类分析(如系统聚类、模糊聚类、灰色聚类)，参考临床和精神医学理论，将数学聚类结果合理地确定为数类，然后计算各类的聚类重心，即为数学模型。建立数学模型的方法很多，聚类重心是很适合精神疾病这类复杂系统的方法之一。笔者曾采用精神状况检查提纲对 680 名住院精神病人进行评价，采用 SPSS 统计软件进行聚类分析，共聚为 5 类，分别相当于精神分裂症 I 型、II 型、躁狂状态、抑郁状态、神经症。将 680 例进行回代，分别采用距离公式、Bayes 公式、最大似然法、模糊识别、关联分析等进行模式识别，效度满意(该部分资料另文发表)。

五、数学模型的检验

这是建立数理诊断系统的最后一步，具体方法参阅本书第八章及本章第一节，不再赘述。

附录 A　精神状况检查提纲(SAPC)

　　不论是临床诊断还是数理诊断，第一步就是收集病例资料。精神疾病诊断的资料来源主要依靠临床精神状况检查和各种心理测验，其次是现病史、既往史、家族史、个人史及各种实验室检查等。然而，影响精神检查和心理测验的因素是多方面的，并且许多因素难以控制。例如受检者的社会文化背景、人格特征、受检者对检查的态度等，均能影响精神检查和心理测验结果，甚至影响其精神症状的表现形式。加之与其他临床科室相比，对精神疾病诊断具有较高特异性的实验室检查几乎没有，因此，标准化的精神状况检查在精神疾病诊断中起着十分重要的作用。

　　精神状况检查主要依靠问诊和临床观察。不同的检查者、不同的理论体系、不同的社会文化背景、不同的指导语以及不同的时间与环境，均可使检查结果不一致。为了尽量避免精神状况检查的不一致给诊断带来分歧，严格制定一套症状定义、评分标准以及统一指导语，实行标准化(定式)精神状况检查，与相应的诊断标准或诊断系统配合使用，对提高精神疾病诊断的一致性是很有帮助的。为此，笔者对所涉及的每个症状和条目均给予了定义或说明，对每一询问项目均附有统一的指导语，从而形成了适用于标准化检查的精神状况检查提纲(schedule for assessment of psychiatric conditions, SAPC)。使用者在借助于该提纲作为临床诊断或科研工具时，必须认真阅读提纲的全部内容。原则上应对每个使用者进行短期培训并一致性检测，这样便可使采集的资料具有较好的可靠性和真实性。如果是应用于科研，首先必须对评定者进行训练，并达到良好的一致性(Kappa>0.7)方可入组。

第一节　SAPC 说明

一、条目的构成

　　第 1~13 项为神经症性症状；

126

第 14~45 项为精神病性症状；

第 46~49 项、第 53~59 项为缺损及与缺损有关的症状；

第 50~52 项为与心因有关的症状；

第 60~82 项、第 101~103 项为躯体和神经系统检查所见及其评价；

第 83~95 项为既往史；

第 96~100 项、第 104~106 项为病程及有关项目；

第 107~112 项为家族史；

第 113~123 项为病前人格、性心理变态及其评价。

全部项目根据检查方法可分为四个部分：

第一部分：询问项目(第 1~33 项)

第二部分：主要依靠观察评分的项目(第 34~45 项)

第三部分：特殊检查项目(需借助心理测验的项目第 46~59 项)

第四部分：其他(体检及与病史密切相关的项目第 60~123 项)

全部条目参阅精神状况检查计分单。

二、症状定义与条目说明

症状定义与条目说明是诊断系统的核心部分之一，它直接关系到该系统的实用和理论价值。为了既能反映受检者精神活动的全貌，又能避免冗长和繁琐，笔者尽可能结合数理诊断模型及计算机诊断系统特点，在症状编排上进行了压缩，这样做并不影响诊断的信度和效度。对幻觉、奇异思维、情感淡漠或不协调等症状没有进行详细分类，而是将同类症状包括在一个项目内进行评分。比如幻觉一项，包括了听幻觉(言语性、评论性、命令性幻听等)、视幻觉、嗅幻觉、味幻觉、触幻觉等；奇异的思维包括了妄想和逻辑推理障碍两方面，二者均是现实检验能力减退在思维方面的表现；情感淡漠或不协调事实上包括了情感反应性减退和情感的质的改变两个症状，笔者认为这两个症状同属于分裂性情感障碍，几乎具有同样的诊断价值，故将其并入一处评分。类似之处不再详举。

另一压缩症状的方式是对相关性很高的症状进行筛选，仅选一两个代表性强的症状列入条目，这样并不至于丢掉很多重要信息。如抑郁心境、自卑感、孤独感、无助感在抑郁症患者中常伴随出现，相关性很高，若一一列出未免过于冗赘，为此仅取抑郁心境和自卑感两项更具病理性意义的症状作为本系统的条目似乎更为妥当。这样做看起来是丢掉了某些信息，但由于考虑到临床实际进行精神状况检查时，时间不宜过长，且所剔除的条目并不至于明显影响该系统的诊断效度，因此选择了对某些症状进行压缩。

因为诊断系统要求定义与条目必须尽可能明确，所以对过去不适用于操作或模糊的定义给了适当修改。在给有关症状和条目进行定义与说明时，有些可能与传统理论不尽一致，甚至矛盾的概念均限于本系统使用。例如"冲动行为"在《中国医学百科全书·精神病学》中被定义为："突然产生、通常多引起不良后果的行为。"这里只强调了两点：(1)突然性，(2)不良后果。若按此定义理解，自杀、自伤、易激惹等症状也将被包括在冲动行为之中。《中国医学百科全书·精神病学》在列举自杀原因的第二条便有："因为一时感情冲动"一说，显然自杀、自伤的后果都是不良的。易激惹若导致行为，也具有突然性和行为后果的不良性。这样的概念作为量表的操作用定义显然容易造成混淆。为了尽可能对冲动、自杀、自伤、易激惹进行区分，本系统将冲动行为定义为：受检者在无惹因的情况下，突然指向外界的危险性行为。这种行为具有破坏性，表现为奔跑、跳跃、挥舞胳膊、攻击、毁物等。这里需要满足三点：(1)无惹因，(2)指向外界，(3)行为的危险性与破坏性，才能在冲动行为评分。而易激惹产生的破坏性行为虽然指向外界，但有明确的惹因；自杀、自伤行为有的虽无惹因，但只指向自我。这样便容易将其辨别开来。

三、指导语说明

(1)对精神状况检查提纲的某些条目配上统一指导语的目的，是为了提高诊断系统的可靠性和真实性。本提纲应用的成功与否与指导语的正确使用有密切关系。因此，在使用本提纲之前，应按各评分标准进行适当的训练和一致性测验。

(2)SAPC 的症状与条目共有 123 项，第 34 项以后没有相应的指导语，是因为这些项目不适合或没有必要统一指导语。例如，神经系统检查结果、既往史等，所以指导语只适用于前面 34 个容易因评定者的主观意向而改变的项目。

(3)提纲中共有 56 项必问的问题，在每一项下均附有若干辅助问题。必问题作为指导性提问是必不可少的。辅助提问多是围绕必问题将问题引向深入。由于精神检查过程中问答内容是极为丰富和多变的，任何一个好的指导语都不可能包罗万象，为了既能发挥指导语的作用，又不拘泥于指导语或改变指导语本意，检查者可根据需要在辅助提问中插入适当中性问题，如"你怎么解释?""为什么?""你认为是事实吗?""请举例说明"等，但不能超出必问题的题意。

(4)提纲有 13 个观察项目，需要根据检查过程中受检者暴露出的症状进行评分。虽然以观察为主，但在检查中可以确认受检者在过去的一月内存在此症状，则应予评分。如受检者回答在近一月内明显爱帮助他人，较多地主动干分外的事，则可在观察项目"活动增多"评分。当然有些观察项目是不能根据患者回答评分的。若不是出于研究或其他目的，在临床上可以根据病房内的观察，参考病史进行评分。

(5)我国幅员辽阔，方言繁多。提纲中指导语的用语均以书面用语为准，难以兼顾各地方言习惯。若将指导语的问题照本宣读，势必影响检查效果。若检查者在使用本指导语过程中，能深刻理解题意，将问话恰如其分地转述为符合方言习惯的口语形式，可望收到良好效果。

四、评分标准的使用说明

1. SAPC 的评分等级

SAPC 的评分等级分为：0、1、2、3、4；0、1；0、1、2；1、2；0、1、2、3 等多级评分法。其评分有两个要点：

(1)症状是否存在，即评分为 0 或 1~4；

(2)症状的严重程度评价，即 1、2、3、4 的选择。

该提纲评定时间一般限于过去一个月的情况(少数例外，如既往史等)，评分应尽可能通过家属、护士了解更多的信息。若以研究为目的，则根据不同课题确定资料来源和评定时间范围。

2. 确定症状是否存在

确定症状是否存在，即评分是 0 还是 1~4，也就是说在划分正常(0 分)与异常(>0 分)时应综合参考以下各点：

(1)症状不受意识的控制。如果受检者无法使自己摆脱烦恼，不能阻止强迫观念的出现，不能使幻觉受意识控制而终止。

(2)症状与环境不相称。即受检者精神活动的改变不能以环境因素加以解释，且与环境格格不入，如惊恐发作、怪异行为等。当确实存在与精神状况明确相关的环境因素时，如夫妻关系紧张、公司人际关系紧张、遭受自然灾害等，则应参考其他各条确定症状是否存在。应对亚文化因素作出临床判断,如一个迷信的人说他曾见到过鬼,且与他周围同样迷信的人言行没有明显差异,则不应视为精神症状。

(3)症状伴有不愉快的情感。受检者对症状本身具有不愉快的情感体验,这常是神经症患者要求治疗的理由。显然对于精神病性症状此条不适合。

(4)症状的个体局限性。从统计学意义上看,该表现应该只是群体中极罕见的,属于非常态的负面现象。例如,受检者感到某种外力在控制他的行为。这一现象只能见于部分精神病患者,而他们在整个群体中只是极少数人,这种表现只局限于少数个体,不具有普遍意义。

(5)症状与个体发展的矛盾性。指现实表现与个体既往表现的不一致性,严重者判若两人。如人格改变或言语、情感、行为与既往不一致等。又如一个内向的人突然变得言语、行为增多。此条应着重和受检者的过去进行比较。

(6)不可说服性。受检者不合逻辑的判断在事实面前也不能被说服。

(7)时间上的相对稳定性。任何一个符合上述条件的症状,都应具有时间上的相对稳定性,不是瞬息即逝的。这一点在评分标准中已作了具体说明。

当确定无疑符合第 1~6 条中的一条,且符合第 7 条即可判断症状存在而给予评分。上述第 1~7 条除第 3 条外,对精神病性症状均适用。第 1~3 条和第 7 条适用于神经症性症状。

缺损性症状通常也可能符合上述某条,在参考上述各条的同时,需要进行记忆测验、智能测验、神经心理测验等,并应考虑到躯体因素进行反复检查,综合判断。

3. 症状的严重程度判断

1~4 分的评分可以从两个方面去理解:

(1)笔者对提纲中的大多数精神症状进行了轻性与重性的两级划分,并尽可能给出了划分轻性与重性的客观指标,以便于评定者掌握。然后结合症状存在的时间进行 1~4 分的评分。原则上轻性症状的评分为 1、2 分,重性症状的评分为 3、4 分。以精神病性症状为例,若轻性症状存在的时间<1 周(神经症性症状为 2 周),则评分为 1;轻性症状存在的时间≥1 周,则评分 2 分。重性症状存在时间<1 周,则评分为 3 分;重性症状存在时间≥1 周,则评分为 4 分。评分规则如下:

①精神病性症状:

1 分：轻性症状(每一条目均有具体描述)且时间<1 周；

2 分：轻性症状且时间≥1 周；

3 分：重性症状且时间<1 周；

4 分：重性症状且时间≥1 周。

②神经症性症状：

1 分：轻性症状且时间<2 周；

2 分：轻性症状且时间≥2 周；

3 分：重性症状且时间<2 周；

4 分：重性症状且时间≥2 周。

(2)当以症状的严重程度(即轻性或重性)结合时间进行评分有困难时，可按临床印象给予评分。

①精神病性症状：

0 分：无；

1 分：可疑；

2 分：轻；

3 分：中；

4 分：重。

②神经症性症状：

0 分：无；

1 分：可疑；

2 分：轻；

3 分：中；

4 分：重。

第二节　SAPC 全文

第一部分　询问项目

检查开始时，检查者必须简短地自我介绍，说明检查目的，并解释各种设备(计算机、计分单等)。

1. 精神性焦虑

定义：精神性焦虑是对自身现实和未来安全、健康等的不良预感所产生的担忧或恐惧情绪，表现为忧虑不安、紧张恐惧、顾虑重重、心神不定等，常伴有躯体性焦虑，不排除药物所致的精神性焦虑。

指导语：你最近一个月的健康状况是否良好？（是什么病？严重到什么程度？）

你在近一月中是否有很多烦恼的事？

（你烦恼什么？）

（当你烦恼时是怎样表现的？）

你在近一月有否因为非常心烦意乱和不安以至于坐不住？

（你能否用转移注意力的方法终止烦恼？）

（在近一月中你烦恼的时间有多长？）

你是否感到可能发生某种可怕的事？

（你是否能控制住使自己不害怕？）

（这种可怕的感觉有多久了？）

评分标准：

0分：无。

1分：检查中除受检者主诉外，不能通过观察如表情紧张不安等发现焦虑的存在，且时间<2周。

2分：检查中除受检者主诉外，不能通过观察如表情紧张不安等发现焦虑的存在，且时间≥2周。

3分：通过观察即可确定焦虑症状存在，且时间<2周。

4分：通过观察即可确定焦虑症状存在，且时间≥2周。

2. 躯体性焦虑

定义：躯体性焦虑指精神性焦虑的同时所伴随的植物神经系统症状和肌肉运动的不安表现，如出汗、面色苍白、心慌、气短、尿频、肌肉紧张、周身不适等。如肌肉运动不安表现明显，如频繁地移动位置或来回走动，则应在"激越"项评分。此项应注意排除药物所致的心慌、气短、肌肉紧张、静坐不能等症状。参阅以下各点对是否药物所致的躯体性焦虑作出临床判断：(1)用药史；(2)常伴有锥体外系症状；(3)抗胆碱药有效；(4)躯体性焦虑症状严重程度与体内药物浓度或用药剂量相平行。

说明：之所以在躯体性焦虑要区分是否为药物所致，是因为二者在临床处理上明显不同，而精神性焦虑在此方面并不十分突出。

指导语：你在近一个月是否感到心跳加快或有其他不适，如心慌、气短、出汗、面色苍白、尿频、肌肉紧张、周身不适？

（你是否感到这种不适难以忍受？）

（近一月有多长时间是这样？）

评分标准：

0分：无。

1分：主诉在过去一个月中出现过植物神经系统症状（症状在2个以下）且时间<2周。

2分：主诉在过去一个月中出现过植物神经系统症状（症状在2个以下）且时间≥2周。

3分：检查过程中即可见出汗等症状或过去一个月中症状在3个以上，且时间<2周。

4分：检查过程中即可见出汗等症状或过去一个月中症状在3个以上，且时间≥2周。

3. 恐怖症状

定义：恐怖症状是指受检者对于某种特定的处境、物体、人或动物等产生的不以其意志为转移的恐怖情绪和回避行为，伴有植物神经系统症状。引起恐怖的事物、人或处境等常是无关紧要的，并不会引起多数人的恐怖，受检者能意识到这种恐怖是不必要的，但控制不住。

指导语：你在近一个月有什么特殊的恐怖吗？例如有人害怕羽毛、猫、蜘蛛或鸟（其他如高地、黑暗、动物、虫类、血等）。

（当遇到这些情景时你是否回避？）

（当遇到这些情景时你是否感到焦虑不安或出汗、心慌？）

评分标准：

0分：无。

1分：恐怖的程度中等以下，未因回避行为直接影响其正常生活秩序，且时间<2周。

2分：恐怖的程度中等以下，未因回避行为直接影响其正常生活秩序，且时间≥2周。

3分：因回避行为而影响其正常生活秩序，且时间<2周。

4分：因回避行为而影响其正常生活秩序，且时间≥2周。

4. 精神疲乏、脑力减退

定义：精神疲乏、脑力减退是指主观体验到思维的效率和持久性下降，受检者主诉思考问题的效率不如以前，脑力劳动时间不能持久，容易疲乏。其智能并不因效率下降而减退。

指导语：你是否感到近一月你的思维效率不如以前？

(进行脑力劳动时是否因容易疲乏而不能坚持？)

(脑力劳动的效率比以往是否有明显下降？)

(有多长时间了？)

评分标准：

0分：无。

1分：主诉程度中等以下，且存在时间<2周。

2分：主诉程度中等以下，且存在时间≥2周。

3分：程度偏重(受检者能举一个因效率下降而影响工作、生活、学习的例子，则视为偏重或重，否则严重程度只在中等以下)，且时间<2周。

4分：程度偏重，且时间≥2周。

5. 回忆增多

定义：受检者的精神活动易受到日常工作、学习、娱乐等的影响，而使回忆增多，进而导致情绪波动，心情久久不能平静，这种回忆增多常与某一具体事件有关。受检者能意识到这些事件本身并不重要，而是自己控制不住要去想它。该症状与强迫性思维的区别在于过多的回忆且内容常因时间的改变而改变，而强迫性思维的内容是相对固定的。

指导语：最近一个月你是否经常反复回忆一些不重要的事情而烦恼？你是否认为这种回忆没有必要而感到痛苦？

(你能否用分散注意力的方法减少或不去回忆？)

(这种情况有多长时间了？)

评分标准：

0分：无。

1分：不因回忆增多而感到痛苦且时间<2周。

2分：不因回忆增多而感到痛苦且时间≥2周。

3分：因回忆增多而感到痛苦且时间<2周。

4分：因回忆增多而感到痛苦且时间≥2周。

6. 早段睡眠障碍

定义：早段睡眠障碍是指入睡困难。

指导语：最近一周你的睡眠怎样？

（最近一周入睡困难吗？）

评分标准：

0 分：无。

1 分：主观感到入睡困难（<2 小时），且存在时间<2 周。

2 分：主观感到入睡困难（<2 小时），且存在时间≥2 周。

3 分：明显的入睡困难（≥2 小时），且存在时间<2 周，或一周内 1 昼夜不眠。

4 分：明显的入睡困难（≥2 小时），且存在时间≥2 周，或一周内 1 昼夜不眠。

7. 中段睡眠障碍

定义：中段睡眠障碍是指入睡后梦多，睡眠不深或中途醒来（不包括上厕所）。若醒后不能再入睡应在末段睡眠障碍项评分。

指导语：你近一周入睡后梦多吗？

（夜间是否醒来？）

（一夜醒几次？）

（醒后能否再入睡？）

评分标准：

0 分：无

1 分：梦多或与过去比较感到睡眠不深，但未醒来，每周≤3 晚。

2 分：梦多或与过去比较感到睡眠不深，但未醒来，每周>3 晚。

3 分：中途醒来能再入睡，每周≤3 晚或近一周内 1 昼夜不眠。

4 分：中途醒来能再入睡，每周>3 晚或近一周内 2 昼夜不眠。

8. 末段睡眠障碍

定义：末段睡眠障碍是指早醒。

指导语：最近一周你是否比过去醒得早了？大概早醒几个小时？

评分标准：

0 分：无。

1 分：比以往早醒 2 小时以内，每周≤3 次。

2 分：比以往早醒 2 小时以内，每周>3 次。

3 分：比以往早醒超过 2 小时，周≤3 次或一周内有 1 昼夜不眠。

4 分：比以往早醒超过 2 小时，周>3 次或一周内有 2 昼夜不眠。

9. 食欲减退

定义：食欲减退是指饮食乏味或食量比以前减少。

指导语：最近一月你的胃口怎样？

(你的饭量比以前减少有一半吗？)

(胃口不好有多久了？)

评分标准：

0分：无。

1分：感到饮食乏味，或每日食量减少一半以下，且时间<2周。

2分：感到饮食乏味，或每日食量减少一半以下，且时间≥2周。

3分：每日食量减少一半以上，且时间<2周。

4分：每日食量减少一半以上，且时间≥2周。

10. 体重减轻

定义：体重减轻是指体重比一月前减轻2公斤以上(应排除有意识地减肥或药物因素)。

指导语：最近一月你是否感到自己的体重比以前减轻了？

(你的同事或亲友是否认为你比以前瘦？)

(你是否感到你的衣服穿在身上比以前宽松？)

(你知道比一月前减轻了大约多少公斤？)

评分标准：

0分：无。

1分：可疑体重减轻，但无任何客观指标。

2分：轻度，旁人评价其体重减轻，但本人没有主观感觉(约2千克)。

3分：中度，主观感到有所减轻(如衣服较松，2千克≤体重减轻≤5千克)。

4分：重度，明显的体重减轻(>5千克)。

11. 疑病

定义：疑病是指受检者对自己躯体的不切实际地过分担忧乃至确信自己患有某种疾病。构成疑病妄想时则应在"奇异思维"项评分。

指导语：最近一个月你是否为你的身体状况非常忧虑？

(你是否认为目前患有某种严重疾病？)

(有治愈希望吗？)

(你相信医生的诊断吗？)

评分标准:

0 分: 无。

1 分: 不切实际地过分关心自己的躯体健康, 且时间<2 周。

2 分: 不切实际地过分关心自己的躯体健康, 且时间≥2 周。

3 分: 疑病观念或曾因疑病而主动求医, 且时间<2 周。

4 分: 疑病观念或曾因疑病而主动求医, 且时间≥2 周。

12. 强迫性思维及行为

定义: 强迫症状必须符合如下 4 个特征: (1)强迫性行为或思维在本人意识的抵制下进行; (2)本人能意识到这种思维或行为没有意义和必要, 试图加以克服却办不到; (3)强迫来源于自己, 且强迫内容是相对固定的; (4)感到痛苦和求治心切。

指导语: 最近一月你是否明知道自己已做完的事情还必须反复检查, 如门是否关好、电灯开关、煤气开关等?

(你是否因为检查过多而感到不愉快?)

(有多长时间了?)

(你是否反复地计数或做同一动作, 比如数楼梯、路边的电线杆等?)

(你认为这样做有必要吗? 有多长时间了?)

(你曾经努力克制过自己吗? 结果怎样?)

(你在个人清洁方面是否花费许多时间? 比如你虽然知道自己干净, 但仍一遍又一遍地洗个没完。)

(当你试图停止不去洗时, 会发生什么情况?)

(这种情况有多长时间了?)

评分标准:

0 分: 无。

1 分: 症状存在, 未影响正常工作和生活且时间<2 周。

2 分: 症状存在, 未影响正常工作和生活且时间≥2 周。

3 分: 已影响正常工作和生活, 且时间<2 周。

4 分: 已影响正常工作和生活, 且时间≥2 周。

13. 人格解体或非现实感

定义: 人格解体或非现实感是自我意识中的存在意识障碍。人格解体是受检者感到自己似乎是一个不真实的、假装的人的影子。他感到与自己的体验脱离开了, 严重者感到自己已死去。现实解体是受检者体验到周围事物不真实。办公室、公共汽车、街道等看上去像舞台,人们像演员,而不像真实的人在从事日常工作。受检者的理解能力保存着,他知道这种状态是不正常的。任何妄想性解释或加工不在此评分,而应在奇异思维项评分。

指导语:最近一月你是否感到周围的东西像不是真的?像舞台上的布景,人们像是在演戏而不是他们自己?

(这种感觉持续了多长时间?)

(你认为这是怎么回事? 怎么解释?)

你是否感到自己不是真实的,不是一个有生命的人,不是在有生命的世界上,或者你在镜子中看到自己好像不是真实的,或者你身体的某个部位不是属于你的?

(这种情况持续多长时间了?)

(你怎么解释?)

评分标准:

0分:无。

1分:受检者主诉有某种不真实感,但不能举例具体说明,且存在时间<2周。

2分:受检者主诉有某种不真实感,但不能举例具体说明,且存在时间≥2周。

3分:受检者能明确说明或描述不真实感(如感到自己已死去)且时间<2周。

4分:受检者能明确说明或描述不真实感(如感到自己已死去)且时间≥2周。

14. 兴趣丧失

定义:兴趣丧失是指与受检者病前比较,既往曾感兴趣的事物,现在感兴趣的程度下降,严重者完全丧失兴趣。根据受检者主诉评分,行为可作为参考。

指导语:最近一个月,你的兴趣是否改变?

(兴趣比以往增强了还是减退了?)

(你认为你的兴趣减退明显吗?)

(有多长时间了?)

评分标准:

0分:无。

1分：兴趣有所减退且时间<1周。

2分：兴趣有所减退且时间≥1周。

3分：兴趣明显减退且时间<1周。

4分：兴趣明显减退且时间≥1周。

15. 抑郁心境

定义：抑郁心境为负性情感活动增强的表现，多表现为悲伤、忧愁、意志消沉、无愉快感、灰心。

指导语：最近一月你的心情是愉快还是忧愁？

(因为什么忧愁?)

(你是否感到忧伤而想哭?)

(这种心情持续多长时间了?)

评分标准：

0分：无。

1分：仅通过言语表达的抑郁且存在时间<1周。

2分：仅通过言语表达的抑郁且存在时间≥1周。

3分：观察到的抑郁或主诉抑郁偏重，且时间<1周。

4分：观察到的抑郁或主诉抑郁偏重，且时间≥1周。

16. 昼夜节律变化

定义：对抑郁心境的昼夜变化情况进行评分。当抑郁心境评分为零时，此项不评分。

指导语：你的情绪忧伤与时间关系密切吗？有没有规律？

(比如早晨加重，晚上减轻些?)

评分标准：

0分：无。

1分：有变化，但无规律。

2分：有规律地变化。

17. 自杀或自伤

定义：属于生存本能的减退与丧失，表现为自我毁灭行为。本症状包括消极观念、自杀企图及自杀、自伤行为。

指导语：最近一月你对前途有什么看法？

(感到自己完全绝望了吗?)

(你是否感到活下去没有什么意义？自己的生命快要结束了?)

(是否考虑过你将要怎么做?)

(你是否真的尝试过?)

评分标准:

0分:无。

1分:偶尔存在消极观念。

2分:经常存在消极观念(每周至少出现一次)。

3分:有自杀自伤企图,但无致伤致死性行为。

4分:出现自杀自伤行为(不论成功与否)。

18. 自卑感

定义:对自己的能力和价值不切实际地过低评价。受检者感到不如别人,严重时自觉毫无价值。

指导语:与别人相比,你对自己的看法如何?

(你是否感到自卑,甚至一无是处?)

(你的自卑感有多长时间了?)

评分标准:

0分:无。

1分:感到不如他人且存在时间<1周。

2分:感到不如他人且存在时间≥1周。

3分:认为自己没有价值,处处不如他人且症状存在<1周。

4分:认为自己没有价值,处处不如他人且症状存在≥1周。

19. 罪恶感

定义:受检者对自己的小过失过于自责,而大多数人不会把这种过失看得那么严重。严重者达到自罪妄想的程度。

指导语:最近一个月你是否感到对不起别人?

(你是否给别人带来不幸而应该受到指责?)

(你是否认为应被控告或感到已被控告?)

(这种感觉存在多久了?)

评分标准:

0分:无。

1分:限于自责且症状存在时间<1周。

2分:限于自责且症状存在时间≥1周。

3分:达到自罪的程度乃至妄想,且症状存在时间<1周。

4分：达到自罪的程度乃至妄想，且症状存在时间≥1周。

20. 情感高涨

定义：与环境不相称的过分愉快和欢乐，为正性情感活动增强的表现，以患者的内心体验为依据确定有无此症状。

指导语：近一月你是否有时感到特别愉快，心情特别舒畅？

(什么事情使你这么高兴？)

(你是否感到几乎没有什么值得忧愁的事？)

(这种感觉持续多久了？)

评分标准：

0分：无。

1分：不能从外表观察到受检者的愉快心情，但问及时可以述说，且持续时间<1周。

2分：不能从外表观察到受检者的愉快心情，但问及时可以述说，且持续时间≥1周。

3分：从言谈表情即能观察到愉快和欢乐，且时间<1周。

4分：从言谈表情即能观察到愉快和欢乐，且时间≥1周。

21. 活动增多精力旺盛

定义：受检者的活动比病前明显增多，主观感到精力比以前充沛、旺盛。表现为过多主动干一些分外的活，整天忙忙碌碌，精力充沛，不知疲倦等运动性兴奋，重者工作和学习质量下降。

指导语：近一月你是否感到精力特别充沛，或脑中充满许多令人兴奋的想法？

(你是否感到有许多事亟待你去完成，即使活动很多也不感到疲倦？)

(你感到精力充沛有多长时间了？)

评分标准：

0分：无。

1分：主观感到精力充沛但无活动增多且时间<1周。

2分：主观感到精力充沛但无活动增多且时间≥1周。

3分：主观感到精力充沛、无疲倦感、伴有活动增多，且时间<1周。

4分：主观感到精力充沛、无疲倦感、伴有活动增多，且时间≥1周。

22. 自我评价过高

定义：对自己不切实际地过高评价，重则达到夸大妄想程度，虽也属于思维内容障碍，但不在奇异思维项评分。

指导语：你近一月是否感到自己有某种特殊的能力或才智？

(你是否已经完成某项发明？请具体说明。)

(你的经济状况是否宽裕？是否比他人富有？)

评分标准：

0 分：无。

1 分：对自己过高评价，但未达到夸大妄想的程度且时间<1 周。

2 分：对自己过高评价，但未达到夸大妄想的程度且时间≥1 周。

3 分：达到夸大妄想的程度且时间<1 周。

4 分：达到夸大妄想的程度且时间≥1 周。

23. 社会接触增多

定义：过分参与不必要的或与己关系不大的社会活动，如爱管闲事、见面熟、乱买东西。若受检者的行为受妄想支配，则应同时在相应项下评分。

指导语：你近一月来的社交活动是否比以前多？

(最近是否结识了许多新朋友？)

(你是否在街上与不认识的人打招呼？)

(你是否经常主动帮助别人解决一些问题？别人对你的态度怎样？)

(你最近是否购买了什么有意义的东西？花了多少钱？)

评分标准：

0 分：无。

1 分：稍有增多但未给自己与他人带来烦恼且时间<1 周。

2 分：稍有增多但未给自己与他人带来烦恼且时间≥1 周。

3 分：明显增多并给自己与他人带来烦恼，且时间<1 周。

4 分：明显增多并给自己与他人带来烦恼，且时间≥1 周。

24. 易激惹

定义：情感的稳定性障碍。表现为遇到刺激或不愉快的情况后，缺乏克制能力，产生剧烈的但持续短暂的情绪反应，甚至暴力行为。这种反应与刺激强度和引起不愉快的程度不相称，应通过受检者的主观体验和外显行为进行评价。

指导语：你最近一月是否比平时特别容易发火？

(你是否因为某些小事与人争吵？请举例说明。)

(你是否能克制自己？)

(你是否因发脾气而摔东西或打人?)

(容易发火的情况存在多久了?)

评分标准:

0 分: 无。

1 分: 有主观体验而无暴力行为且时间<1 周。

2 分: 有主观体验而无暴力行为且时间≥1 周。

3 分: 有暴力行为且时间<1 周。

4 分: 有暴力行为且时间≥1 周。

25. 性欲增强

定义: 指性兴趣增强和性行为增多。未婚者通过其谈话是否涉及性问题及与异性的接触程度评分, 与此次病前比较。

指导语: 你近一月与异性接触是否感到愉快?

(你是否比以前更喜欢与异性接触?)

(你近来是否结交了新的异性朋友?)

(已婚: 你是否感到你的爱人不能满足你的性要求?)

评分标准:

0 分: 无。

1 分: 可疑。

2 分: 轻。

3 分: 中。

4 分: 重。

26. 性欲减退

定义: 指性兴趣减退和性行为的减少。未婚者可根据其与异性接触程度评分, 应与此次病前比较。确定无疑是躯体疾病与药物导致的性欲减退应予以排除。

指导语: 你与异性接触是否感到愉快?

(你是否比以前更少与异性接触?)

(若有异性主动与你接触, 你会怎样?)

(已婚: 你是否感到你爱人的性要求过多而不可接受?)

评分标准:

0 分: 无。

1 分: 可疑。

2分:轻。

3分:中。

4分:重。

27. 思维加速

定义:为兴奋性思维联想障碍。表现为思维活动量的增多和速度加快,言语增多、语速加快是其继发症状,应该根据受检者对其思维的量和速度的评价评分。言语量和速度是重要参考指标,但在言语增多或减少项评分。

指导语:你近一月来思考问题的速度是否变快了?

(你是否觉得你的思维变得敏捷了?)

(你是否感到用言语来不及表达自己的思想?)

(你是否感到明显比以前善于思考,问题一个接一个地出现?)

评分标准:

0分:无。

1分:主观感觉思维速度变快但不明显影响思维效率,且时间<1周。

2分:主观感觉思维速度变快但不明显影响思维效率,且时间≥1周。

3分:主观感到思维速度变快且明显因此影响其思维效率,且时间<1周。

4分:主观感到思维速度变快且明显因此影响其思维效率,且时间≥1周。

28. 思维迟缓

定义:与思维加速相反,思维迟缓为抑制性思维联想障碍,表现为思维速度变慢,思维量的方面也受到影响。言语量减少、速度缓慢,回答延迟是其继发症状。因此应依据对受检者的观察(应答延迟)进行综合评分。言语量和思维内容贫乏为重要线索,但语量在言语增多或减少项评分。

指导语:你近一月来思考问题的速度是否变慢了?

(你是否感到近来思考问题很吃力或速度很慢?)

(你近来是否有过一个问题没想完就想不下去了,或后面的内容完全没有了?)

(你是否感到因思维速度缓慢而影响你干其他事情?)

(这种情况有多久了?)

评分标准:

0分:无。

1分：主观感觉思维速度稍变慢但不明显影响思维效率或交谈，且时间<1周。

2分：主观感觉思维速度稍变慢但不明显影响思维效率或交谈，且时间≥1周。

3分：主观感觉思维速度明显变慢且明显影响思维效率或交谈，且时间<1周。

4分：主观感觉思维速度明显变慢且明显影响思维效率或交谈，且时间≥1周。

29.幻觉

定义：在无客观刺激下产生的知觉。幻听、幻视、幻嗅、幻味、幻触等均在此项评分(注意与耳鸣相区别)。

指导语：你近一月看到、听到、嗅到或尝到的东西中是否与平常不一样？

(你怎么解释？)

你是否曾经好像听到嘈杂声音或讲话声，当时周围没有任何人，而且也无法解释它？

(声音像窃窃私语或低声说话吗？)

(你能否听清楚在说些什么？)

(是用耳朵听到的吗？)

(声音是在你的脑子里还是来自外界？)

(近一月出现多少次？多长时间？)

你是否曾经看到幻象或看到他人不能看到的事物或人、动物、火光等？

(你是用眼睛看到的，还是这些印象就在你的脑子里？)

(你看到的是模糊的、没有颜色的呢还是非常清晰而真实的？)

(每次出现多久？近一个月有几次？)

你是否曾经感到有人在抚摸你，但又看不到人？

(举例说明。)

(你怎么解释？)

你最近是否发现在你的饮食中有某种特殊的味道？

(举例说明。)

(你怎么解释？)

你看到、听到的或者其他的奇怪体验，如触觉、味觉、嗅觉、温度觉、痛觉等是真的吗?

(你认为是否正常? 为什么?)

评分标准:

0 分: 无。

1 分: 对幻觉有部分自知力(认识到幻觉是精神病态), 且时间<1 周。

2 分: 对幻觉有部分自知力(认识到幻觉是精神病态), 且时间≥1 周。

3 分: 对幻觉无自知力(不认为幻觉是精神病态), 且时间<1 周。

4 分: 对幻觉无自知力(不认为幻觉是精神病态), 且时间≥1 周。

29a. 假性幻觉

定义: 假性幻觉是幻觉的一种。其特点是: (1)不通过感官而产生的知觉形象; (2)知觉内容只存在于主观空间; (3)知觉内容常不具体、不鲜明、不真实。

评分标准: 该项由检查者根据幻觉一项判断是否存在假性幻觉。如果受检者存在几个不同的幻觉, 只要有一个符合该项定义即评 1 分。

0 分: 无。

1 分: 有。

30. 感知综合障碍

定义: 感知综合障碍是对事物个别属性如形象、大小、颜色、位置、距离等产生与该事物实际情况不相符合的感知。

指导语: 你近一月是否发现自己或他人或物体的外观、形状、大小、颜色变得很奇怪?

(变得怎样了? 你怎么解释?)

(这种现象有多长时间?)

评分标准:

0 分: 无。

1 分: 对症状有部分自知力且症状存在时间<1 周。

2 分: 对症状有部分自知力且症状存在时间≥1 周。

3 分: 对症状无自知力且症状存在时间<1 周。

4 分: 对症状无自知力且症状存在时间≥1 周。

31. 自我障碍

定义: 自我障碍是指自我意识中的能动意识和界限意识障碍, 如思维广播、思维回响、思维插入、思维抽取或被夺、被控制或被影响妄想、思维被洞悉等。

指导语：别人能知道你的思想吗？或者你内心所想的事不告诉别人，也能被别人知道？

(你怎么知道的？)

(你怎么解释它？)

是否有不是自己的思想进入了你的头脑？

(你是怎么知道这些想法不是属于你自己的？)

(这些想法是从什么地方来的？)

你是否曾认为自己的思想被广播，以至于被别人听到而使他们知道了你在想什么？

(你怎么解释它？)

你是否曾经认为自己的思想离开了自己的头脑，似乎是被外界的人或某种力量夺走了？

(你能否举个例子？)

(你怎么解释？)

你是否感到你的思想、言行不受自己支配，而是由某种力量所控制？

(他们使用什么方式进行控制的？)

(对此你怎么解释？)

(这种情况存在多久了？)

评分标准：

0分：无。

1分：肯定存在但不坚信且时间<1周。

2分：肯定存在但不坚信且时间≥1周。

3分：肯定存在且坚信，时间<1周。

4分：肯定存在且坚信，时间≥1周。

32. 奇异的思维

定义：该项目包括妄想性思维和逻辑推理障碍两类症状。妄想的评价应符合以下三点：(1)内容是对现实的肯定歪曲；(2)不能用亚文化因素或受教育的程度来解释；(3)不可说服性，即受检者对其内容坚信不疑，在事实面前也不可说服。如果受检者不坚信，则只能是某种病理性观念，尚达不到妄想程度，仅能评1分或2分。被控制妄想等虽然也符合这三条，但属于自我障碍，应在自我障碍评分。逻辑推理障碍是指：(1)违反逻辑思维规律；

(2)内容或结论都十分荒诞;(3)丧失了思维的目的性、有效性。如象征性思维、逻辑倒错性思维、语词新作等。

指导语:你近一月是否感到周围有些人或事是故意针对你的,如街上有人故意对你吐痰、议论你、盯着你等?

近一月是否有人想伤害你,如毒害你或使你蒙受损失?

你是否觉得你的爱人另有所爱或有人爱上了你所爱的人?

你是否感到你的身体的某一部分已不存在了或有某些改变(如大脑、肝、心、内脏)?

你父母是否真心爱你?为什么?

你是否感到将要发生某种可怕的事情,如世界末日即将到来,灾难将要来临了?

你是否曾感到自己的言语和行为像某种动物?

你是否认为你和某个陌生人生活在一起,或者你所熟悉的某个人是其他人的化身?

你是否曾经感到某些事物的出现很奇怪,使你无法理解?请举例说明。

是否觉得有些人在散布你的流言蜚语?是否有人跟踪你?

你与神来往吗?怎么来往?

你是否感到你犯了罪,应该受到处罚?

以上各种问题在受检者回答肯定时,需要补充以下提问:

(1)为什么?

(2)请举例说明。

(3)这种情况持续多久了?

检查者必须恰当地提出上述问题,使受检者暴露自己的思想,但又不超越问题的范围。当受检者解释完之后,问:

你刚才说的都是真实的吗?有没有可能只是你自己的想象?

评分标准:

0分:无。

1分:存在妄想性思维,但不坚信,或可疑的逻辑思维障碍,且时间<1周。

2分:存在妄想性思维,但不坚信,或检查中肯定存在一次逻辑思维障碍,且时间≥1周。

3分:存在肯定的妄想,或检查中存在2次肯定的逻辑思维障碍,且时间<1 周。

4 分：存在肯定的妄想，或检查中存在 3 次以上肯定的逻辑思维障碍，且时间≥1 周。

33. 自知力

定义：指受检者对其自身精神疾病状态的认知能力。注意区分受检者从医生那里学来的某些术语和简单地应付。应根据受检者对自身精神病的认识程度以及受检者是否认为这种病态需要治疗进行综合评价。

指导语：你是否认为你有什么病？

(你因为什么到医院来？)

你有精神方面的毛病吗？

(你能否举一个具体的事例？)

你是否需要或愿意接受治疗？

评分标准：

0 分：完全能认识到精神活动的不正常，且愿意接受治疗。

1 分：意识到部分精神活动有某些不正常，愿意接受治疗。

2 分：意识到部分精神活动有某些不正常，但不愿意接受治疗。

3 分：仅能意识到某些与精神活动有关的躯体症状如头疼、睡眠、食欲等方面的不正常，但不愿意承认精神活动的异常且不愿意接受治疗。

4 分：否认精神活动及其有关的躯体障碍，不论怎样解释都拒绝治疗。

第二部分 观察项目(行为、情感、言语)

评定下述观察项目时，有时难以从护士、家属等方面获得关于过去一段时间的可靠资料，在这种情况下，评定者应主要依据检查过程中观察到的现象进行临床评估(0 分=无，1 分=可疑，2 分=轻，3 分=中，4 分=重)。

34. 活动减少

定义：受检者表现为活动较病前明显减少等运动性抑制。受检者表现为坐的时间过长，缺少基本的体态语言，动作迟缓。重者出现休工、休学，甚至活动需人督促或帮助料理。若主观感到不愿意活动而无实际减少，只能评 1 分。

评分标准：

0 分：无。

1 分：检查时坐得时间较长，肢体语言较少，未因活动减少影响生活秩序且时间<1周。或仅主诉不愿意活动尚没有明显活动改变。

2分：检查时坐得时间较长，肢体语言较少，未因活动减少影响生活秩序且时间≥1周。或仅主诉不愿意活动尚没有明显活动改变。

3分：活动明显减少已影响生活秩序甚至生活需要督促或帮助料理，且时间<1周。

4分：活动明显减少已影响生活秩序甚至生活需要督促或帮助料理，且时间≥1周。

35. 激越

定义：激越是在明显焦虑背景上的运动过多。表现为烦躁不安，踱来踱去，常出现不必要的动作，但并不怪异。当精神性焦虑和躯体性焦虑两项均评分为0时，此项不评分。

评分标准：

0分：无。

1分：小动作增多，不停地移动位置但未从座位站立，未因运动性不安而在房内走来走去，且时间<1周。

2分：小动作增多，不停地移动位置但未从座位站立，未因运动性不安而在房内走来走去，且时间≥1周。

3分：交谈时曾从座位站立，或在病房由于运动性不安而走来走去，且时间<1周。

4分：交谈时曾从座位站立，或在病房由于运动性不安而走来走去，且时间≥1周。

21a. 活动增多精力旺盛

定义：见第21项。作为观察项目，应注意受检者的外显行为。常表现为过多主动干一些分外的活，显得忙忙碌碌。

评分标准：

0分：无。

1分：活动较多，较少干分外的事，且时间<1周。

2分：活动较多，较少干分外的事，且时间≥1周。

3分：活动明显增多，较多的主动干分外的事，且时间<1周。

4分：活动明显增多，较多的主动干分外的事，且时间≥1周。

36. 随境转移

定义：随境转移是被动注意增强的表现。受检者的注意常常被交谈外的琐事所吸引。这些琐事并不至于打断常人的交谈。检查中受检者表现为易被室外的噪音或琐事分心或注意力转至室内物品而中断或转移话题。

评分标准：

0 分：无。

1 分：交谈中有时出现上述表现，但不因此中断或转移话题且症状持续<1 周。

2 分：交谈中有时出现上述表现，但不因此中断或转移话题且症状持续≥1 周。

3 分：曾中断或转移话题且时间<1 周。

4 分：曾中断或转移话题且时间≥1 周。

37. 奇怪姿势和动作

定义：指非社交性的、与其文化背景不相称的姿势动作，如做鬼脸、双手做出使人不可理解或愚蠢幼稚的手势。

评分标准：

0 分：无。

1 分：存在怪异动作但不明显，例如持续时间短暂的、轻微的、局部怪异动作，且时间<1 周。

2 分：存在怪异动作但不明显，例如持续时间短暂的、轻微的、局部怪异动作，且时间≥1 周。

3 分：明显的怪异动作，例如每次持续时间较长的、突出的怪异动作，且时间<1 周。

4 分：明显的怪异动作，例如每次持续时间较长的、突出的怪异动作，且时间≥1 周。

38. 冲动行为

定义：指受检者在无惹因的情况下突然指向外界的危险性行为。这种行为常具有破坏性，表现为奔跑、跳跃、挥舞胳膊、攻击、毁物等。虽然易激惹、自杀自伤等行为也具有危险性，但易激惹存在明显的惹因，而自杀自伤只指向自我，故应与之鉴别。

评分标准：

0 分：无。

1 分：偶有奔跑、跳跃但未出现伤人、毁物等破坏性行为，且时间<1 周。

2 分：偶有奔跑、跳跃但未出现伤人、毁物等破坏性行为，且时间≥1 周。

3 分：常有奔跑、跳跃或出现伤人毁物等危险性行为，且时间<1 周。

4 分：常有奔跑、跳跃或出现伤人毁物等危险性行为，且时间≥1 周。

39. 紧张症性症状

定义：仅指以运动性抑制为特征的紧张性木僵、被动性服从、违拗症、刻板动作及言语、模仿动作及言语。不包括紧张性兴奋，紧张性兴奋在冲动行为项评分。

a. 刻板动作及言语：反复地重复一个动作、姿势或词句。

b. 违拗：所做的动作与对其要求的相反。

c. 模仿动作及言语：模仿他人的动作和言语。

d. 被动服从：过分合作的被动动作，甚至一些令受检者不愉快的、无意义的、难受的动作。

e. 蜡样屈曲：躯体保持在被动位置较长时间。

评分标准：

0 分：无。

1 分：上述 a、b、c、d 中肯定存在一个症状，且时间<3 天。

2 分：上述 a、b、c、d 中至少存在两个以上症状，且时间<3 天，或肯定存在一个症状且时间≥3 天。

3 分：出现紧张性木僵或存在症状 e(包括亚木僵)且时间<3 天。或上述 a、b、c、d 中两个以上症状，且时间≥3 天。

4 分：出现紧张性木僵或存在症状 e(包括亚木僵)且时间≥3 天。

40. 言语增多

定义：言语增多是言语量增多和语速加快的综合表现，通过观察对二者进行综合评价，表现为言语比平常多而丰富、语速快、声音高、叙述过分详细等。

评分标准：

0 分：无。

1 分：语量稍多，可以自行停止且时间<1 周。

2 分：语量稍多，可以自行停止且时间≥1 周。

3 分：语量明显增多，不能自行停止且时间<1 周。

4 分：语量明显增多，不能自行停止且时间≥1 周。

41. 言语减少

定义：言语减少是语量减少和语速迟缓的综合表现，通过观察对二者进行综合评价。受检者表现为只是使用最少的字或电报文体，无必要的补充，回答时间延长或缄默不语。

评分标准：

0分：无。

1分：回答问题只限于最低限度的词数，不主动谈别的事，缺乏必要的补充且时间<1周。

2分：回答问题只限于最低限度的词数，不主动谈别的事，缺乏必要的补充且时间≥1周。

3分：受检者不回答问题或反复询问才回答，回答用词少到影响语义的表达，往往只是一个词或者用电报文体，且时间<1周。

4分：受检者不回答问题或反复询问才回答，回答用词少到影响语义的表达，往往只是一个词或者用电报文体，且时间≥1周。

42. 自言自语

定义：自言自语为无交谈对象的、与环境不相称的非社交性言语。

评分标准：

0分：无。

1分：偶见(1日2<次)且时间<1周。

2分：偶见(1日2<次)且时间≥1周。

3分：常见(1日≥2次)且时间<1周。

4分：常见(1日≥2次)且时间≥1周。

43. 破裂性思维

定义：破裂性思维为思维形式障碍，表现为受检者的自然言语中句与句之间缺乏应有的语意联系。严重时表现为词与词之间缺乏语意联系，即词的杂拌。轻度时表现为主题之间缺乏语意联系，即思维松弛。此项应注意排除低文化所致的思维松弛。

评分标准：

0分：无。

1分：思维松弛，谈话漫无中心，且时间<1周。

2分：思维松弛，谈话漫无中心，且时间≥1周。

3分：思维破裂或词的杂拌，且时间<1周。

4 分：思维破裂或词的杂拌，且时间≥1 周。

44. 情感淡漠或不协调

定义：此项包括情感反应性减退(情感淡漠)和情感表现与思维内容、内心体验不一致(即情感反应不协调)两个症状。两者可同时存在，也可单独存在。

评分标准：

0 分：无。

1 分：情感平淡或偶见情感反应不协调且时间<1 周。

2 分：情感平淡或偶见情感反应不协调且时间≥1 周。

3 分：情感淡漠或常见情感反应不协调且时间<1 周。

4 分：情感淡漠或常见情感反应不协调且时间≥1 周。

45. 接触不良

定义：接触不良是指检查者与受检者之间在言语(包括语量、语速、思维内容诸方面)、情感、行为等精神活动的全部或某些方面存在交流上的困难，严重者产生交流障碍。

评分标准：

0 分：无。

1 分：可疑。

2 分：受检者的言语、情感、行为三方面仅一方面难以深入交流。

3 分：受检者的言语、情感、行为三方面有一项以上妨碍了精神活动的交流，但尚有部分能够交流。

4 分：完全无法进行言语、情感、行为等精神活动的交流。

第三部分　特殊检查项目(与心理测验有关的项目)

46. 记忆减退

定义：指非情绪、注意等心理因素干扰所致的器质性记忆水平的下降。此项必须反复检查，确定无疑才予评分。采用简易记忆检测法(附录 A-1)作出 0 或 1 的评分(初筛)。必要时进行中国科学院心理所许氏记忆测验。

评分标准：

0 分：无。

1 分：肯定存在。

47. 智能障碍 I

定义：指与其文化程度不相符合的计算、理解、常识错误，不包括近似回答(假性痴呆)所致的计算错误，必须反复检查确定无疑才予评分。第 47 项和第 49 项为筛选用评分，采用简易智能测验法(附 A-3)作出 0 或 1 的评分。必要时进行 48 项的智商测验。

评分标准：

0 分：无。

1 分：肯定存在。

48. 智能障碍 II

定义：指智商(IQ)<70 分者。

评分标准：

0 分：IQ>70。

1 分：50<IQ≤70。

2 分：35≤IQ≤49。

3 分：21≤IQ≤34。

4 分：IQ≤20。

49. 智能障碍 III

定义：指日常工作、生活中存在肯定的智能减退的事实，如经常因常识性错误导致事故或差错，已经明显不能胜任原职，而过去却干得很好。上述智能障碍(第 47~49 项)均应排除情绪、注意等心理因素的干扰和药物、文化因素所致。

评分标准：

0 分：无。

1 分：轻。

2 分：中。

3 分：偏重。

4 分：重。

50. 假性痴呆

定义：受检者对非常简单的问题作近似的但是错误的回答，其回答并未超出问题性质的范围。在生活中，受检者能解决更为复杂的问题。根据 10 以内的加减计算进行评分。加减法各一次，两次均错才予评分(应参考第 47~49 项，排除真性痴呆)。

评分标准:

0 分:无。

1 分:肯定存在。

51. 童样痴呆

定义:受检者的言语、行为等表现像儿童一样幼稚,如受检者学幼童的说话声调、举止等。

评分标准:

0 分:无或可疑。

1 分:肯定存在。

52. 心因性遗忘

定义:是由沉重的创伤性情感体验引起的遗忘。遗忘的内容仅限于某些与痛苦体验有关的事。遗忘的原因往往与受检者犯了某种严重错误或罪行、自己或家庭蒙受了极大经济损失或精神创伤等有关。

评分标准:

0 分:无。

1 分:肯定存在。

53. 顺行性遗忘

定义:受检者回忆不起疾病发生以后一段时间内所经历的事件。遗忘的时间和疾病的发生同步。

评分标准:

0 分:无或可疑。

1 分:肯定存在。

54. 逆行性遗忘

定义:受检者回忆不起疾病发生之前某一阶段的事情。

评分标准:

0 分:无或可疑。

1 分:肯定存在。

55. 进行性遗忘

定义:指受检者日益加重的遗忘。

评分标准:

0 分:无或可疑。

1 分:肯定存在。

56. 虚构

定义：指受检者在回忆中将过去事实上从来没有发生的事或体验说成确有其事。

评分标准：

0 分：无或可疑。

1 分：肯定存在。

57. 错构

定义：受检者对自己所经历的事件发生了时间上的记忆错误，把某时的经历说成是另一时间所发生的事件，且坚信是事实，并产生相应的情感反应。

评分标准：

0 分：无或可疑。

1 分：肯定存在。

58. 意识障碍

定义：指周围意识障碍，经反复检查确定。

评分标准：

0 分：无。

1 分：时间、地点、人物定向障碍。

2 分：嗜睡。

3 分：谵妄。

4 分：昏睡。

59. 人格改变

定义：指受检者人格的同一性受到损害。受检者的现在与过去在人格上存在明显差异，甚至判若两人。这种改变是渐进的，其本人对此缺乏自知力。需参考详细的病史加以评价。

评分标准：

0 分：无。

1 分：可疑。

2 分：肯定存在，但程度较轻。

3 分：中度。

4 分：重度。

第四部分　其他(主要是体检及其与病史密切相关的项目)

第 60~82 项为此次发病一月之内的躯体检查所见。

评分标准:

0 分:无。

1 分:有。

83. 分娩史

定义:指病前一月内的分娩史。

评分标准:

0 分:无。

1 分:有。

第 84~88 项均指既往确诊的病史。

评分标准:

0 分:无。

1 分:有。

89. 长期大量饮酒史

定义:长期饮烈性酒(白酒、威士忌、白兰地、伏特加等),每日三至四两,持续十年以上,或长期小量饮酒但已对酒精产生精神依赖(精神依赖指受检者拒绝停用精神活性物质或停用后产生明显的情绪改变)。

评分标准:

0 分:无。

1 分:有。

90. 近期大量饮酒史

定义:是指病前 24 小时内饮酒超过其本人醉酒量一倍以上,或因饮酒致急性意识障碍。

评分标准:

0 分:无。

1 分:有。

91. 药物依赖

定义:药物依赖须符合下列两条:

(1)长期使用易导致成瘾的药物,如哌替啶、苯丙胺、可卡因等;(2)对药物已经产生精神依赖。

评分标准：

0分：无。

1分：有。

92. 脑外伤史

定义：明确的脑外伤史，且曾因脑外伤导致不同程度的意识障碍。

评分标准：

0分：无。

1分：有。

93. 中毒史

定义：明确的中毒史，且因中毒导致躯体症状或不同程度的意识障碍。

评分标准：

0分：无。

1分：有。

94. 散发性脑炎史

定义：指已确诊的散发性脑炎史。

评分标准：

0分：无。

1分：有。

95. 其他

定义：指对精神活动可产生明显影响或曾导致意识障碍的病史。

评分标准：

0分：无。

1分：有。

96. 起病形式

定义：针对疾病进展的快慢而言。根据前驱期的长短进行评价，注意勿与起病到住院时间相混淆。

评分标准：

1分：前驱期>1月。

2分：前驱期>2周，≤1月。

3分：前驱期≤2周。

97. 持续病程

定义：从出现精神异常算起，包括前驱期(前驱期即发病前出现一定的社会功能减退,但未达到精神病程度的阶段)。既往住院治疗未达到社会功能完全恢复者或恢复时间不满两个月者,应连续计算病程。若完全恢复社会功能达两个月者,只计算最长一次病程。

评分标准:记录实际月份数。

98. 心因强度

定义:指生活事件对受检者精神状况影响的程度。根据生活事件对受检者所造成的直接或间接损失以及受检者的价值观进行综合临床评价。

评分标准:

0分:无或轻。

1分:中度。

2分:重度。

99. 心因与发病的关系

定义:是指精神创伤与患精神疾病的内在联系。根据精神检查过程中,受检者的精神活动或精神症状是否反映出心因内容和反映到何种程度进行临床评价。

评分标准:

0分:无关或可疑。

1分:有关。

2分:密切。

100. 心因距发病的时间

定义:指受检者从蒙受精神创伤到产生精神病态的时间。当精神创伤发生在精神疾病期间或之后则评分为0。

评分标准:

0分:>3月。

1分:>1月且≤3月。

2分:≤1月。

101. 精神症状距躯体因素的时间

定义:指躯体因素(即躯体疾病和服用影响精神活动的药物等因素)到产生精神症状的时间。如果能肯定精神症状是某一躯体因素的首发症状,则评2分。精神症状在躯体因素之前,或不能判断其先后者,此项不评分。

评分标准:

0分:>3周。

1分：>1周且≤3周。

2分：≤1周。

102. 躯体因素的严重程度

定义：指疾病和症状危及生命的程度。根据受检者的意识状况和躯体疾病的性质、发展阶段进行综合临床评价。

评分标准：

0分：轻度。

1分：中度。

2分：重度。

103. 躯体因素导致精神障碍的可能性

定义：指躯体因素与精神疾病之间的内在联系。根据躯体因素对中枢神经系统损害的严重程度进行临床评价。

评分标准：

0分：无。

1分：可能。

2分：必然。

104. 首次精神疾病发病年龄(包括前驱期)

评分标准：按实际年龄记录。

105. 发病次数

定义：指达到精神病态的次数(不是住院次数)。若为药物阻断了自然病程或自然缓解达2个月以上，以后再发，则应另记一次。

评分标准：按实际次数记录。

106. 间歇期

定义：指自然缓解时(不包括药物阻断病程)社会功能完全恢复正常，能良好适应家庭、社会及胜任原职的时间(按最长一次间歇时间计算)。

评分标准：

0分：>2月。

1分：≤2月。

107~112. 家族史

113~121. 人格障碍

参照《中国精神疾病分类方案与诊断标准》。

122. 性心理变态

参照《中国精神疾病分类方案与诊断标准》。

123. 人格和性心理变态程度

根据人格障碍和性心理变态程度作临床评价。

评分标准:

0分:无或轻。

1分:中度。

2分:重度。

附录 A-1　精神状况检查记分单

编号：＿＿＿＿＿＿　　姓名：＿＿＿＿＿＿　　性　　别：＿＿＿＿＿

年龄：＿＿＿＿＿＿　　民族：＿＿＿＿＿＿　　宗教信仰：＿＿＿＿＿

教育程度(记录受教育年数)：＿＿＿＿＿＿　　籍　　贯：＿＿＿＿＿

地址和联系电话：＿＿＿＿＿＿＿＿＿＿＿＿＿＿＿＿＿＿＿＿＿＿＿

评定员：＿＿＿＿＿　　评定日期：＿＿＿＿＿　　记录时间：＿＿＿＿＿

第一部分　询问项目

1. 精神性焦虑	0、1、2、3、4
2. 躯体性焦虑	0、1、2、3、4
3. 恐怖症状	0、1、2、3、4
4. 精神疲乏脑力减退	0、1、2、3、4
5. 回忆增多	0、1、2、3、4
6. 早段睡眠障碍	0、1、2、3、4
7. 中段睡眠障碍	0、1、2、3、4
8. 末段睡眠障碍	0、1、2、3、4
9. 食欲减退	0、1、2、3、4
10. 体重减轻	0、1、2、3、4
11. 疑病	0、1、2、3、4
12. 强迫行为及思维	0、1、2、3、4
13. 人格解体或非现实感	0、1、2、3、4
14. 兴趣丧失	0、1、2、3、4
15. 抑郁心境	0、1、2、3、4
16. 昼夜节律变化	0、1、2、3、4
17. 自杀或自伤	0、1、2、3、4
18. 自卑感	0、1、2、3、4

19. 罪恶感　　　　　　　　　　　　　0、1、2、3、4

20. 情感高涨　　　　　　　　　　　　0、1、2、3、4

21. 活动增多精力旺盛　　　　　　　　0、1、2、3、4

22. 自我评价过高　　　　　　　　　　0、1、2、3、4

23. 社会接触增多　　　　　　　　　　0、1、2、3、4

24. 易激惹　　　　　　　　　　　　　0、1、2、3、4

25. 性欲增强　　　　　　　　　　　　0、1、2、3、4

26. 性欲减退　　　　　　　　　　　　0、1、2、3、4

27. 思维加速　　　　　　　　　　　　0、1、2、3、4

28. 思维迟缓　　　　　　　　　　　　0、1、2、3、4

29. 幻觉　　　　　　　　　　　　　　0、1、2、3、4

29a. 假性幻觉　　　　　　　　　　　　0、1、2、3、4

30. 感知综合障碍　　　　　　　　　　0、1、2、3、4

31. 自我障碍　　　　　　　　　　　　0、1、2、3、4

32. 奇异的思维　　　　　　　　　　　0、1、2、3、4

33. 自知力　　　　　　　　　　　　　0、1、2、3、4

第二部分　观察项目

34. 活动减少　　　　　　　　　　　　0、1、2、3、4

35. 激越　　　　　　　　　　　　　　0、1、2、3、4

21a. 活动增多、精力旺盛　　　　　　　0、1、2、3、4

36. 随境转移　　　　　　　　　　　　0、1、2、3、4

37. 奇怪的姿势、动作　　　　　　　　0、1、2、3、4

38. 冲动行为　　　　　　　　　　　　0、1、2、3、4

39. 紧张性症状　　　　　　　　　　　0、1、2、3、4

40. 言语增多　　　　　　　　　　　　0、1、2、3、4

41. 言语减少　　　　　　　　　　　　0、1、2、3、4

42. 自言自语　　　　　　　　　　　　0、1、2、3、4

43. 破裂性思维　　　　　　　　　　　0、1、2、3、4

44. 情感淡漠或不协调　　　　　　　　0、1、2、3、4

45. 接触不良　　　　　　　　　　　　0、1、2、3、4

第三部分　特殊检查项目(与心理测验有关的项目)

46. 记忆减退		0、1
47. 智能障碍 I		0、1
48. 智能障碍 II		0、1、2、3、4
49. 智能障碍 III		0、1、2、3、4
50. 童样痴呆		0、1
51. 假性痴呆		0、1
52. 心因行遗忘		0、1
53. 顺行性遗忘		0、1
54. 逆行性遗忘		0、1
55. 进行性遗忘		0、1
56. 虚构		0、1
57. 错构		0、1
58. 意识障碍		0、1
59. 人格改变		0、1

第四部分　其他(体检及病史密切相关的项目)

60. 神经系统定位体征或病理反射	0、1
61. 视乳头水肿或出血	0、1
62. 脑脊液异常	0、1
63. 脑 CT 或 MRI 异常	0、1
64. 脑电图异常	0、1
65. 脑超声异常	0、1
66. 脑血管造影异常	0、1
67. 抽搐发作	0、1
68. 震颤	0、1
69. 大小便失禁	0、1
70. 动脉硬化	0、1
71. 其他神经系统阳性所见	0、1
72. 发热或 WBC↑	0、1
73. 肝硬化或肝性脑病	0、1

74. 肾衰　　　　　　　　　　　　　　　　　0、1

75. 心功能不全　　　　　　　　　　　　　　0、1

76. 肺气肿或肺性脑病　　　　　　　　　　　0、1

77. 内分泌疾病　　　　　　　　　　　　　　0、1

78. 血液病　　　　　　　　　　　　　　　　0、1

79. 结核病　　　　　　　　　　　　　　　　0、1

80. 结缔组织病　　　　　　　　　　　　　　0、1

81. 代谢与营养疾病　　　　　　　　　　　　0、1

82. 其他躯体疾病　　　　　　　　　　　　　0、1

83. 分娩史　　　　　　　　　　　　　　　　0、1

84. 癫痫史　　　　　　　　　　　　　　　　0、1

85. 精神分裂症史　　　　　　　　　　　　　0、1

86. 躁狂发作史　　　　　　　　　　　　　　0、1

87. 抑郁发作史　　　　　　　　　　　　　　0、1

88. 癔症发作史　　　　　　　　　　　　　　0、1

89. 长期大量饮酒史　　　　　　　　　　　　0、1

90. 近期大量饮酒史　　　　　　　　　　　　0、1

91. 药物依赖　　　　　　　　　　　　　　　0、1

92. 脑外伤史　　　　　　　　　　　　　　　0、1

93. 中毒史　　　　　　　　　　　　　　　　0、1

94. 散发性脑炎史　　　　　　　　　　　　　0、1

95. 其他病史(需具体注明)　　　　　　　　　0、1

96. 起病形式　　　　　　　　　　　　　　0、1、2

97. 持续病程　　　　　　　　　　　　　　0、1、2

98. 心因强度　　　　　　　　　　　　　　0、1、2

99. 心因与发病的关系　　　　　　　　　　0、1、2

100. 心因距发病的时间　　　　　　　　　　0、1、2

101. 精神症状距躯体因素的时间　　　　　　0、1、2

102. 躯体因素的严重程度　　　　　　　　　0、1、2

103. 躯体因素导致精神障碍的可能性　　　　0、1、2

104. 首次精神疾病发病年龄

105. 发病次数

106. 间歇期	0、1
107. 家族成员自杀史	0、1
108. 精神分裂症家族史	0、1
109. 躁郁症家族史	0、1
110. 智能低下家族史	0、1
111. 两系三代近亲婚配史	0、1
112. 家族其他精神障碍史	0、1
113. 分裂样人格	0、1
114. 偏执性人格	0、1
115. 情感增盛性人格	0、1
116. 情感低落性人格	0、1
117. 循环性人格	0、1
118. 癔症性人格	0、1
119. 强迫性人格	0、1
120. 悖德性人格	0、1
121. 爆发性人格	0、1
122. 性心理变态	0、1
123. 人格及性心理变态程度	0、1、2

附录 A-2　简易记忆测验

1. 瞬时记忆：指对发生在几秒钟至一两分钟之内的经历的记忆。

检查方法：数字广度。

顺背，要求达到 5 位。

3 位：5—8—2

　　　6—9—4

4 位：6—4—3—9

　　　7—2—8—6

5 位：4—2—7—3—1

　　　7—5—1—3—6

倒背，要求达到 4 位。

2 位：2—4

　　　5—8

3 位：6—2—9

　　　8—1—5

4 位：3—2—7—9

　　　4—9—8—6

评分：

0 分：顺背或倒背一项达到要求的位数。

1 分：顺背和倒背两项均不能达到要求的位数。

2. 近事记忆：指对发生于 24～48 小时以内的经历的记忆。

检查方法：询问受检者在 24～48 小时以内的经历，根据回答是否正确评分(正确与否的判断应该参考护士观察和家属反映)。如问："你昨天干了些什么?""早饭吃的是什么?"等等。

评分：

0 分：无或仅对一件事回答错误。

1 分：有两项以上回答与事实不符且不能自行纠正。

3. 远事记忆：根据个人生活经历，对若干年前的重大事件的回忆进行评分。如问："你的生日是哪天?"要求年、月、日全部正确。"说出你的出生地点?"要求回答具体地名。

评分：

0 分：无差错。

1 分：出现一项以上错误。

上述测验的三项中有一项以上评分 1，则应在记忆减退(第 46 项)评分 1。

附录 A-3 简易智能测验

1. 领悟：问：一张 4 个角的桌子，砍去一个角，还应有几个角？

评分：

0 分：回答 5 个角。

1 分：5 个角以外的回答。

2. 计算：100-7，连续减 5 次。

评分：

0 分：5 次中无或仅 1 次错误，或 2 次以上错误未经提醒能自行纠正。

1 分：2 次以上错误不能自行纠正。

3. 常识：

a. 说出端午节的日期。

评分：

0 分：阴历五月初五。

1 分：错误。

b. 说出国庆节的日期

评分：

0 分：阳历 10 月 1 日。

1 分：错误。

c. 正确说出 5 个朝代的名称。

评分：

0 分：正确说出 5 个。

1 分：少于 5 个。

d. 说出冰和水哪个轻。

评分：

0 分：冰轻。

1 分：水。

e. 说明井水为什么冬暖夏凉。

评分：

0 分：地壳是恒温。

1 分：与地壳无关的解释。

4. 抽象：

a. 说出斧头与锯子的两个共性。

评分：

0 分：说出两个共性(如工具，铁做的等)。

0.5 分：说出一个共性。

1 分：说不出或错误。

b. 说出橘子与桃子的两个共性。

评分：

0 分：说出两个共性(如水果，能吃等)。

0.5 分：说出一个共性。

1 分：说不出或错误。

c. 说出桌子和椅子的两个共性。

评分：

0 分：说出两个共性(家具或用具，四个脚等)。

0.5 分：说出一个共性。

1 分：说不出或错误。

上述 1~4 四项合计得分<5，则在智能障碍Ⅰ(第 47 项)评分为 0；合计得分≥5，则评分为 1。

附录 A-1 和附录 A-3 均作为临床初筛之用，若需作出更可靠的判断则应进行相应的标准化工具的测验。附录 A-3 农村和城市通用，但不适用于文盲。

附录 A-2、附录 A-3 检查时应注意排除情绪、注意因素的干扰，不合作者应在适当时重复评定，仍然不合作则记为 9 分。

附录B 英汉索引

A

B

C

附录 C 汉英索引

B

C

J

Y

异常	abnormal	3.1
阳性项目	positive project	3.2
阴性预测值	negative predictive value	8.2
阴性项目	negative project	3.2
阳性预测值	positive predictive value	8.2
原始数据	primary data	4.3
元素	element	6.1
样本均值	sample mean value	4.1
样本点	sample points	5.1
样本空间	sample space	5.1
有限集	finite set	6.1
右支函数	right branch function	7.2
一致性检验	conformance testing	8.1

Z

诊断	diagnosis	1.1
主观性	subjectivity	2.6
症状学	symptomatology	3.0
正常	normal	3.1
正确性	accuracy	3.2
真实性	authenticity	3.2
逐步聚类	k-means cluster	4.5
子集合	subset	6.1
自反性	reflexivity	6.4
左支函数	left branch function	7.2
真实一致性	authentic uniformity	8.1
组内相关系数	internal correlation coefficient	8.1
综合评价	comprehensive evaluation	8.2
总一致率	overall consistency rate	8.2

参 考 文 献

[1]蒋大宗，等. 数值诊断的统计方法[M]. 西安：陕西科技出版社，1981.

[2]四川医学院. 卫生统计学[M]. 北京：人民卫生出版社，1983.

[3]周怀梧. 数理医药学[M]. 上海：上海科学技术出版社，1983.

[4]沈渔邨. 精神医学[M]. 第一版. 北京：人民卫生出版社，1984.

[5]楼世博，等. 模糊数学[M]. 北京：科学出版社，1985.

[6]冯德宜，等. 模糊数学方法与应用[M]. 北京：地震出版社，1985.

[7]苗东升，等. 模糊学引导[M]. 北京：中国人民大学出版社，1986.

[8]邓聚龙. 灰色系统基本方法[M]. 武汉：武汉理工大学出版社，1987.

[9][日]和多田淳三. 模糊多元分析的理论及其应用[M]. 陈国范，等，译. 重庆：科学技术文献出版社重庆分社，1987.

[10]马斌荣，等. 医学模糊决策. 首都医学院内部资料，1988.

[11]廖昭想，等. 概率论与数理统计[M]. 北京：北京师范大学出版社，1988.

[12]郭祖超. 医用数理统计方法[M]. 第三版. 北京：人民卫生出版社，1988.

[13]粟载福，等. 模糊数学与医学[M]. 重庆：科学技术出文献版社重庆分社，1989.

[14]陈华毅，等. 精神疾病计算机诊断系统(CSPD)使用手册. 沙市复原退伍军人精神病院内部资料，1989.

[15]H Y Chen. Clinical assessment of the Computerized system for Psychiatric Diagnosis(CSPD). sixth world congress on medical informatics MEDINFO [R]. China, 1989.

[16]陈华毅，等. 精神疾病计算机诊断系统信度、效度临床检验[J]. 中国民政医学杂志，1990(3)：106.

[17]陈国瑞，陈华毅. 精神病诊断分类技术中的模糊多元分析[J]. 微电子

学与计算机，1991(6)．

[18] Chen H Y, Luo H C. Phillips M R. Computerized psychiatric diagnoses based on euclidean distances: a Chinese example [J]. Acta Psychiatr Scand, 1992, 85(1): 11-14.

[19] 李大廉，等．微机预测股骨颈骨折后股骨头坏死[J]．中国民政医学杂志，1993(4): 167.

[20] 陈华毅．精神疾病数理诊断学[J]．上海精神医学，1994(4)．

[21] 陈华毅，等．概率型功能性精神疾病数理诊断系统的建立与效度检验．内部资料，1994.

[22] 陈华毅，等．聚类重心型功能性精神疾病数理诊断系统的建立与效度检验．内部资料，1994.

[23] 陈华毅．实用精神疾病数理诊断学[M]．武汉：湖北科学技术出版社，1994.